看護にいかす
リーダーシップ 第3版

ティーチングとコーチング，
チームワークの体験学習

諏訪茂樹

医学書院

諏訪茂樹（すわ・しげき）

1987年　法政大学大学院社会科学研究科修士課程修了
1990年　日本大学大学院文学研究科博士後期課程単位取得
1999年　日本保健医療行動科学会中川賞受賞
現　職　東京女子医科大学看護学部准教授
　　　　日本保健医療行動科学会会長
　　　　人と人研究会代表
著　書　『看護のためのコミュニケーションと人間関係　アクティブ・ラーニングで身につ
　　　　ける技術と感性』中央法規出版
　　　　『コミュニケーション・トレーニング　改訂新版　人と組織を育てる』経団連出版
　　　　『対人援助のためのコーチング　利用者の自己決定とやる気をサポート』中央法規
　　　　出版
　　　　『対人援助とコミュニケーション　第2版』中央法規出版
　　　　『援助者のためのコミュニケーションと人間関係(第2版)』建帛社
　　　　ほか多数

看護にいかすリーダーシップ
―ティーチングとコーチング，チームワークの体験学習

発　行　2002年5月15日　第1版第1刷
　　　　2010年3月15日　第1版第8刷
　　　　2011年2月15日　第2版第1刷
　　　　2018年2月15日　第2版第6刷
　　　　2021年2月15日　第3版第1刷©
　　　　2023年5月15日　第3版第3刷

著　者　諏訪茂樹
発行者　株式会社　医学書院
　　　　代表取締役　金原　俊
　　　　〒113-8719　東京都文京区本郷1-28-23
　　　　電話　03-3817-5600(社内案内)
印刷・製本　三美印刷

第3版発行にあたって

　看護界の管理職研修やリーダー研修を30年ほどお手伝いしてきて，不思議な現象にたびたび直面しました．特定の考えや方法が突然にブームとなり，皆で熱中した後に消えていくのです．ブームの大半は商業主義的に仕掛けられたものですが，学術分野の人でさえブームに振り回されることもあります．いうまでもなく，職場の問題はブームで解決しませんし，特定の考えや方法をつまみ食いするかのように，単品で学んでも役に立ちません．にもかかわらず，管理職やリーダーがブームに振り回されると，スタッフをブームで振り回すことになり，無駄な作業を強いることにもなるのです．

　目新しいブームを追いかけるのではなく，どのような医療を実現するのかというグランドデザインと，そのためにどのような看護師を育てるのかというビジョンとを，歴史の大きな流れの中で考え，まずは明確にしなければなりません．そのうえで，必要となる知識と技術を体系的に学び，職場で着実に展開していくことが何よりも大切なのです．

　多職種協働によるチームワークを通して，患者中心の安全で質の高い医療を実現するという考えは，単なるブームではなく，時代の趨勢だといえます．そこで問われるのがチームに関する正しい理解と，チームワークの実践力です．野球チームにおいて，ピッチャーとキャッチャーとでは視野が異なり，それぞれに強みと弱みがあります．そこで互いに強みを発揮して，互いの弱みを補い合うことで，チームワークが実践されるのです．ですから，野球チームにおいてピッチャーとキャッチャーは対等であり，そこに上下関係はありません．同じチームのメンバーとして，どちらにもリーダーシップとフォロワーシップとが求められるのです．

　患者中心の安全で質の高い医療を実現するためにも，看護師はほかの医療職と対等な関係を結び，ときには自らの専門性に基づいて医療チーム内でリーダー

シップを発揮する必要があります．そして，そのような自立した看護師を育てる
のが，ティーチングとコーチングを使い分けながらスタッフを育てる看護チーム
内でのリーダーシップなのです．自立した看護師が一人でも多く育ち，真の意味
でのチーム医療が実現されるための一助として，本書第 3 版がいかされるなら
ば，筆者としては幸いです．

2020 年 12 月

諏訪茂樹

第2版発行にあたって

　物事の基本的な考え方を，哲学の分野ではパラダイムといいます．20世紀のパラダイムは二者択一式であり，リーダーシップ論も優れたリーダーシップスタイルをめぐって，「これか，あれか」の議論をしてきました．21世紀のパラダイムは「これか，あれか」ではなく，「これとあれの使い分け」だといわれています．特定の型にはまった一貫性のあるリーダーシップではなく，しなやかで柔軟なリーダーシップが求められているのであり，そのような21世紀のパラダイムに則って，本書も執筆されました．

　また，20世紀には近代国家の軍隊で取り入れられた上意下達のピラミッド組織が製造業を中心にして広がり，さらに病院や大学や役所などにも広がった時代でした．そして，製造業からサービス業へと産業構造の中心が移行し始めた20世紀の終わりに，ピラミッド組織は随所で機能不全となり，21世紀に入ってからは，ピラミッド組織から逆さまのピラミッドへの組織改革が進んでおります．そうすると，従来のピラミッド組織で求められた古いリーダーシップだけではなく，逆さまのピラミッドで必要とされる新しいリーダーシップについても，特にこれからの看護界を担う若い世代は学習しておかなければならず，そのような時代のニーズに対応しようとして，本書は執筆されました．

　リーダーシップは看護技術と同様，わかるだけでは役に立ちません．これまでのリーダーシップ論をまとめて，レポートを完成させたとしても，職場でリーダーシップが発揮できなければ意味がないのです．すし詰めの会場で講義や講演を受講しても，わかることしかできません．自在にレイアウトできる広めの会場でさまざまな演習を体験し，振り返りの過程で気づき，今後に向けて自己決定する体験学習が，できるためには欠かせないのです．

　2002年5月に出版された本書初版は，2010年3月に第8刷となり，さらにこの度，第2版を発行することとなりました．「わかる」だけではなく，「できる」を

目指すリーダーシップ学習に，これまでと同様，今後も本書がお役に立てば，筆者としては幸いです．

　2011 年 1 月

諏訪茂樹

初版の序

　誰かから指示・命令された行動に，責任を感じる人は少ないでしょう．それに対して，自分の意思で自己決定した主体的な行為には，やりがいと責任を伴い，質の高いパフォーマンス(看護)へと結びつくのです．いつまでも指導者として君臨しながら，指示・命令を出し続けるリーダーは，フォロワーの自立を妨げます．その結果として，パフォーマンスの質を低下させるということは，これまでのリーダーシップ論が指摘してきたところです．

　「私についていらっしゃい！」という，型にはまったリーダーシップではなく，各フォロワーの自立度に応じて，さらには各場面に応じて，自在にスタイルを変えていく柔軟なリーダーシップが，看護界でも求められています．そして，そのようなリーダーシップを目指して，本書は企画・執筆されました．

　本書の理論編では，看護界で見られる幾つかのリーダー像と重ね合わせながら，これまでのリーダーシップ論を振り返ります．さらに，トレーニング編では，柔軟なリーダーシップを身につけるために，さまざまな体験学習の方法を詳しく紹介します．

　リーダーシップは，看護師長・主任などの管理職やチームリーダーばかりではなく，スタッフの一人ひとりにも求められる能力です．看護界で活躍する皆様や，さらには看護界を目指す皆様にとって，本書が主体的な学習のお役に立てば，筆者としては幸いです．

　本書の出版にあたり，ご尽力いただいた藤居尚子氏をはじめとする医学書院の皆様に，心より感謝いたします．

2002 年 4 月

諏訪茂樹

目次

II トレーニング編　リーダーシップの体験学習

Ⅰ

理論編

これまでの
リーダーシップ論の
流れ

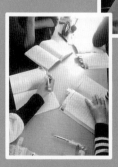

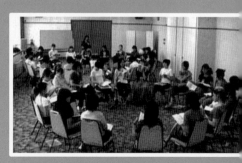

1 看護界における リーダー像の多様化

▶ リーダーシップとヘッドシップ

リーダー研修会の冒頭において，研修参加者に「リーダーシップとは何ですか？」「リーダーは何をする人ですか？」と質問すると，「集団を束ねて引っ張っていくこと」という答えが，異口同音に返ってくることがあります．確かに長い間，看護管理に関する文献には，人々を統率して牽引していくのがリーダーの役割であるという説明が，しばしばみられました．そのせいか，リーダーシップに関するそのような考え方が，私たちの頭の中に今でも根強く残っているのです．

ところが，集団を束ねて引っ張っていくのはヘッドの役割であり，リーダーシップがヘッドシップと同一視されています．ヘッドとは頭脳のことです．つまり，頭脳役と神経役と筋肉役という，身体の組織になぞらえた上意下達のピラミッド組織において，トップ（頂点）に位置づけられる頭脳役の人（もしくは，その制度的地位）のことです．そして，その地位に基づく権限の行使（役割の遂行）を，ヘッドシップといいます．

親方と弟子というように，職場の上下関係は古くからありました．しかし，経営者が頭脳，管理職が神経，スタッフが筋肉という身体の組織になぞらえたピラミッド組織が職場に広く普及したのは，20世紀に入ってからでした．ピラミッド組織はベルトコンベアとともに，製造業で取り入れられました．スタッフはベルトコンベアの前でまるで筋肉のように，指示通り・マニュアル通りに単純労働を行うことにより，大量規格生産を実現したのです．

看護師は単純労働者ではなく，専門家です．筋肉だけではなく頭脳ももっており，1人ひとりの患者に合ったベストな看護を自分で考えて実行できる，専門家なのです．しかし，20世紀は大量規格生産による製造業中心の時代であり，専門家集団にふさわしい組織モデルも知られていませんでした．そこで，単純労働者を束ねるピラミッド組織が看護界にも取り入れられて，ヘッドシップが求められることになったのでしょう．

　それでは，リーダーシップとは，いったい何なのでしょうか．リーダーシップという言葉を文字通りに理解すれば，それはリーダー leader の状態とか技量 -ship という意味になります．ところが，実は，リーダーシップの定義はリーダーシップ研究の数だけあるといわれており，「リーダーシップとは何か」についての明確なコンセンサスのようなものを，ここで示すことはできません．

　ただし，数々の研究にみられるリーダーシップの記述から，最大公約数のようなものを読み取ることは可能です．そして，それをあえて行うならば，リーダーシップとは「目的を実現するために目標を設定し，目標を達成するために個人や集団に影響を及ぼすこと」なのです（Hersey P. et al, 1977 邦訳 p.88-89）．

　このようにリーダーシップを定義すると，リーダー役を担うのは，決してピラミッド組織のヘッドだけではないことになります．職場のヘッドである看護部長が，スタッフや病院・病棟全体に影響を及ぼすことは，いうまでもありません．しかし，そればかりではなく 1 人ひとりのスタッフも，たとえば「患者の健康の回復」という目的を実現するために看護目標を立て，患者や他の医療職などにさまざまな影響を及ぼすことになるのです．

　なお，リーダーが影響を及ぼす相手のことをフォロワー follower といいます．看護師がリーダーになるとき，そのフォロワーはリーダーシップの目的によって異なります．たとえば，目的が「業務改善」であればスタッフがフォロワーになり，「患者の健康の回復」であればスタッフばかりではなく，患者もフォロワーになるのです．フォロワーという言葉には，「後に続く人」という意味があります．ただし，フォロワーはいつまでも，リーダーの後に続くわけではありません．やがてリーダーに追いつき，リーダーを追い越していくことや，リーダーから離れていくことも，リーダーシップの目的によってはあり得るのです．

▶ リーダーシップとマネジメント

　マネジメントもヘッドシップと同じく，リーダーシップと混同されやすい言葉です．マネジメントとは簡単にいえば，目的を実現するために目標を設定し，目標を達成するために人・物・金・情報などの資源を調達し，活用することであり，そのような役割を担う人（もしくは，その制度的地位）をマネジャーといいます．

　マネジメントはリーダーやヘッドが担うこともありますが，職場によっては

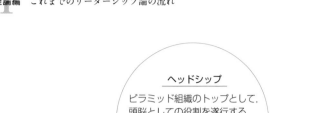

ヘッドシップ
ピラミッド組織のトップとして，
頭脳としての役割を遂行する．

部長
師長・主任

リーダーシップ
目的を実現する
ために，個人や
集団に影響を
及ぼす．

マネジメント
目的を実現する
ために，人・物・
金・情報などの
資源を調達し活用する．

スタッフ
1人ひとり

図1　ヘッドシップ，リーダーシップとマネジメント

　リーダーやヘッドとは別に，もっぱらマネジメントだけに従事するメンバー（マネジャー）もいます（図1）．看護界ではピラミッド組織の場合，看護部長や看護師長などのヘッドが，リーダーシップを発揮しながら，マネジメントにも携わることが多いでしょう．

　また，個々の看護師はリーダーとしてだけではなく，マネジャーとしても患者とかかわります．健康の回復という目的を実現するために，具体的な看護目標を設定して，その目標を達成するために，看護用品を活用したり，さまざまなスタッフと連携したりするのです．

Topics 1　目的と目標の違いと関係

1. 理念は職場の目的

　目的を実現するために目標を設定し，目標を達成するために個人や集団に影響を及ぼすのがリーダーシップであり，人・物・金・情報などの資源を調達して活用するのがマネジメントである．そうすると，職場の目的がわからなければ，職場でリーダーシップも発揮できないし，マネジメントを行うこともできない．職場の目的は理念として掲げられており，その理念を実現するために私たちは職場で働くのである．

2. 利益と社会的使命

　職場の目的は利益だと考える人もいるが，マネジメントの父と呼ばれているドラッカーは，「私益は目的ではなく条件である……　企業は社会の機関であり，その目的は社会にある」と述べている（Drucker P. F. 1954. 邦訳 p.14-15）．企業も社会のためにある．ましてや医療機関が社会のためにないわけがない．そのために「地域医療に貢献する」とか「質の高い医療を提供する」という社会的使命を，どこの医療機関も理念として掲げている．「利益の最大化を図る」という利己的な理念を掲げている医療機関はない．

3. 理念を実現するために組織目標を設定する

　車を購入するために頭金として50万円を貯めるとか，生活習慣病を予防するために腹囲を1か月に1cm減らすというように，目的を実現するために目標を設定する．職場の目的が「地域医療に貢献する」という理念であったとすれば，それを実現するために，たとえば「地域の有病率を下げる」とか「地域の健診率を高める」という組織目標を設定することになる．このように，組織目標は職場の理念と明確に結びついていなければならず，理念との関係が曖昧なために説明を要するような目標の設定は望ましくない．

Topics 2　ドラッカーが提唱した本来の目標管理

1. スタッフ個人の目標管理は看護過程

　組織目標とは別に，スタッフが個人目標を立てている職場も多くみられる．

個人の目標管理を提唱したのもドラッカーであり，それは「1 人ひとりの強みと責任を最大限に発揮」させるマネジメントの原理だと説明している（Drucker P. F. 1954．邦訳 p.187）．看護師にとっての強みとは何か？　責任を負うのは何についてか？　看護の専門家である看護師にとってそれは看護であり，看護で目標を立てなければ強みも発揮できないし，責任を負うこともできない．看護で目標を立てて実践し，評価する一連のプロセスを看護界では「看護過程」と呼んでいる．看護師の看護過程，医師の治療過程，ソーシャルワーカーの援助過程が目標管理である．それは専門家の労働様式であり，人事考課（スタッフ評価）の手段ではない．

2. 目標管理はチーム医療を実現するマネジメントの方法

　さらにドラッカーは，「彼らのビジョンと行動に共通の方向性を与え，チームワークを発揮させるためのマネジメントの原理」であると，目標管理を説明している（同上）．看護師の看護目標と，医師の治療目標と，ソーシャルワーカーの援助目標とがバラバラではうまくいかない．そこで，職場の共通の目的である理念に基づいて，それぞれの専門家が自分の専門分野で目標を立てて，それを互いに調節しながら達成することになる．そうすることでスタッフ個人の目標管理は，患者中心のチーム医療へとつながっていくのである．

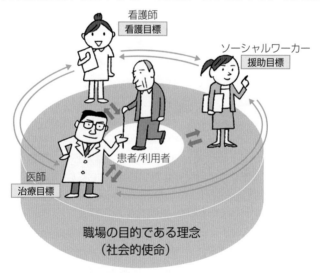

看護師
看護目標

ソーシャルワーカー
援助目標

患者/利用者

医師
治療目標

職場の目的である理念
（社会的使命）

Topics
3　やる気・やりがいと目標管理

1. 看護師を目指した理由

　職業や職場を選択する際のさまざまな理由を，仕事そのものに魅力を感じる内発的動機と，仕事を通して得られるもの（お金や名誉など）に魅力を感じる外発的動機とに分けることができる．また，人々や社会のためにと考える向社会的動機と，自分のためにと考える利己的動機に分けることもできる．

　看護師をはじめとする医療職は，患者のため，人々のため，社会のためと思ったり，仕事そのものに魅力を感じたりと，向社会的で内発的に動機づけられている人が多いといえよう．それに対して，給料や休みの多さ，世間体などで仕事を選ぶ人は，利己的で外発的に動機づけられている．また，自分の問題を解決しようとして，その過程で身についた知識や技術で生計を立てるようになった人は，利己的で内発的に動機づけられている．さらに，人々の問題を解決するために，最も効果的と思われる事業に取り組む社会起業家は，向社会的で外発的に動機づけられている．

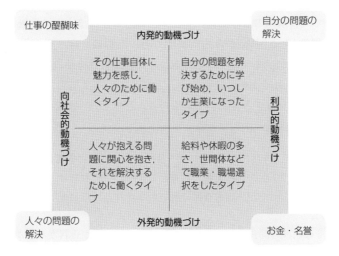

2. 看護の醍醐味そのものがインセンティブ

　給料や世間体で仕事を選んだ人にとって，一番のインセンティブ（誘因）はお金や周りからの褒め言葉となる．それに対して，患者のためにと思ったり，看護そのものに魅力を感じて看護師になった人にとって，一番のインセン

ティブは看護の醍醐味そのものとなる.

　1人ひとりに合った質の高い看護を考えて，目標を立てて計画し，実践することにより，患者の状態が少しでも改善したり，改善しなくても患者から「ありがとう」と言われたりすると，「この仕事を選んでよかった」「これからも頑張ろう」と思える．看護師の目標管理である看護過程を通して，ドラッカーの言った通り，「最善を尽くすための動機がもたらされる」(Drucker P. F. 1954. 邦訳 p.179)のである.

看護界でみられるリーダー

暴君タイプのリーダー

　それでは，看護界で実際にみられるリーダーの姿を，具体的に見ていくことにしましょう．さまざまな医療職の中でも特に看護師は，地位-役割関係が明確な組織性の高い集団を形成する傾向にあります．しかも，多くの職場では看護部長を頂点にして，各病棟の看護師長，主任ナース，スタッフナースと続く，はっきりとした階層性(上下関係)がみられます．そのために，ヘッドが担うリーダーシップのありようが，スタッフやその業務に大きな影響を及ぼしているのです.

　スタッフを専制的に支配・統制しようとする，いわば暴君タイプのリーダーは，今では少なくなってきたといえるものの，皆無とはいえないようです．暴君タイプのリーダー像は，次のようなレポートにも，リアルに描かれています.

　　私は新人1年目で，病院中で一番忙しい成人外科病棟に配置転換された．その病棟は学生のころ実習でお世話になったことがあり，当時もあまり印象がよくなかったが，成人看護に関心が高かった私にとっては希望の部署といえた.

　　その病棟の師長が抱いた私への第一印象は配属1日目から悪かったようである．その理由は，私が朝8時の申し送り直前にナースステーションに入ったためである．前の病棟に書類を提出するなどの手続きがあり，少し時間がかかったせいではあったが，師長の考えは，いかなる事情があっても少なくも10分前にはスタンバイしておくべきということであった.

　　いったん評価を下げた看護師に対して，師長は必要以上に厳しく接してい

たため，私も配属1日目から1年間，師長の冷ややかで厳しい言動にストレスを感じ続け，最後には看護師を辞めようと思うほど，精神的に追い込まれた．

　師長は朝の申し送りのときに記録のチェックを行っているのだが，記録漏れの書類を見つけると，申し送りをしている看護師の前に無言で放り投げるのであった．また，業務のミスがあると，皆の前で叱責されたり，忙しかった夜勤を終えて帰ろうとする際に，「お疲れさま」ではなく「あなたの○○がダメ」だと言われたりした．

　そのような外科病棟では，常に師長の顔色をうかがいながら業務をしていたため，職場の雰囲気はピリピリしていた．

（看護管理者研修レポートをもとに作成）

　年輩の看護師に尋ねてみると，一昔前までは，このような暴君タイプのリーダーも，めずらしくなかったということです．そして，今日でも病院や病棟によっては，暴君タイプのリーダーが一部に残っている現状が，さまざまな報告からうかがえます．

　看護界で暴君タイプのリーダーがめずらしくなかった背景として，1つには，多くの専門職が戦争を通して近代化されてきたという歴史があり，そういう歴史と看護師も無関係ではなかったと思われます．つまり，近代的な看護教育は，戦時下で活躍する看護師の養成を目指して本格的に始まったのであり，そのことが軍隊でみられるような専制的リーダーの存在を許してきた背景にもなったと考えられるのです（p10　Topics 4参照）．

　また，もう1つとして，急性疾患中心の医療が長く続いたことも，無視できない事情でしょう．つまり，患者の命を救うために，医師や管理職の指示に基づい

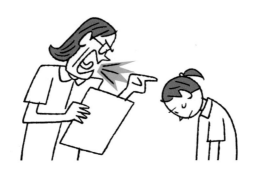

て，戦時下と同様にテキパキと業務をこなすことが，看護師には長く求められてきたのです.

Topics
4　「5 分前集合」は軍隊用語

1.「5 分前集合」

　不思議と全国の看護師が「5 分前集合」を口にする.「5 分前集合」は看護界の行動規範のようであるが，この言葉は戦争中に日本の海軍が使っていたものである.

　学校教育では 10 分間の休憩が一般的であるが，5 分前集合を厳守するならば 10 分間の休憩では足らなくなる. そのために，授業と授業の間の休憩時間を，15〜20 分間にしている看護師養成校もある.

2. ナースキャップのライン

　長く看護師のシンボルとされてきたナースキャップも，今日では医療機関の多くが廃止しているが，キャップについているラインの本数は，看護師の地位を表していた.

　地位が高くなるほどラインの本数も増えていくのは，指揮系統が明確な階層組織に共通しており，同じように軍隊でも制服のラインの本数や星の数で軍人の地位を表す.

3. 指示待ち

　今でこそ，看護師の「指示待ち」が批判され，主体的な行動の必要性が強調されるようになってきたが，これまでの「指示待ち」傾向の背景として，元は軍隊組織であったピラミッド組織のもと，医師や管理職の指示に対する従順さを求めてきた長い歴史を無視することはできない.

　「上官の命令には逆らえない」といった雰囲気を残したままで，主体的な行動を求めたとしても，看護師や看護学生は混乱するだけであろう.

縁の下の力持ちタイプ

　暴君タイプのリーダーは現在でも一部に残っているとはいえ，今日の看護界には実に多様なタイプのリーダーが存在します. つまり，かつての専制的なリー

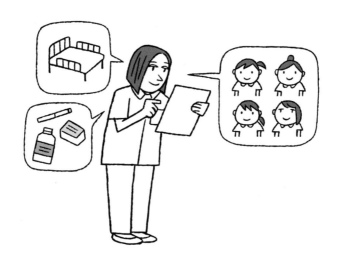

ダー像から，さまざまなタイプのリーダー像へと，リーダーのタイプが多様化しているのが，今日の看護界の特徴なのです．

　ここで，暴君タイプとは異なるリーダー像を，やはりレポートから紹介しましょう．

　　　私がついていきたいと思った師長のことである．

　　　彼女はいつも患者やスタッフのことを考えてくれていた．病棟全体についても把握していて，看護師が看護の仕事に専念できるように，いつも環境を整えてくれていた．たとえば，備品や看護用品が不足し，ケアや業務に支障が出そうになると，手配の時間を短縮するため，看護部長を経由せずに事務部長に直接掛け合い，すぐに補充してくれた．師長は看護部長から「筋を通すように」と再三注意を受けていたようだが，一切スタッフにそのことを話さなかった．

　　　また，スタッフがミスをすると，本人にきちんと注意・指導したうえで，上層部や医師へは「私の監督不行き届きであった」と１人で報告し謝罪していた．矢面に立ってくれた師長のためにも，できるだけミスをしないようスタッフは気をつけるようになった．

　　　勤務中は砕けたところがなかったが，勤務外ではスタッフと食事をしたり，一緒に旅行に行ったりすることもあり，そんなときにスタッフの話をよく聞いてくれた．スタッフは師長のサポートを受けて業務ができていると感じら

れていたため，とても多忙な部署であったが，文句を言うスタッフは1人も
いなかった.

（看護管理者研修レポートをもとに作成）

　このレポートに描かれているリーダーは，いわば，縁の下の力持ちタイプだと
いえるでしょう.「看護師が看護の仕事に専念できるように，いつも環境を整え
てくれていた」のですから，まさに縁の下の力持ちです.
　このようなリーダーのもとでは，有能なスタッフは仕事に対して主体的とな
り，ミスを恐れずに思い切って働くことができます.それに対して，前に紹介し
た暴君タイプのもとでは，スタッフが萎縮してしまい，いきいきと働くことがで
きなくなるのです.

機関車タイプ

　先に紹介したレポートの続きから，もう1つ，別のタイプのリーダー像を見て
いきましょう.それは，暴君タイプでもなければ，縁の下の力持ちタイプでもな
く，ちょうどその中間に位置づけられるようなリーダー像です.

　　　　私の所属する病棟の師長は，自分自身に厳しいと同時に，スタッフにもよ

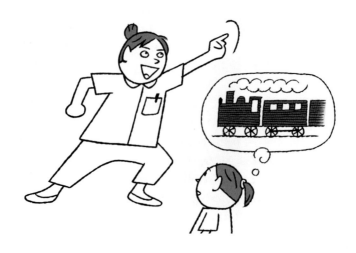

り高いところを目指すよう求める人であった．さまざまな要求をしてくるため，「きつい」「ついていけない」とぼやくスタッフもいたが，師長自らが率先して何事にも取り組んでいて，頑張ったスタッフには最大限の労いの言葉や褒め言葉をかけてくれるため，スタッフは思わず能力以上に頑張った．

アドバイスをしてくれるが，指示をするわけではなく，スタッフだけでやらせてくれて，必要であれば手伝ってくれたり一緒に考えてくれたりした．師長のアドバイスやサポートもあり，ケアがうまくいったり，業務がうまく回るようになると，スタッフは大きな充実感を得ることができ，「次も頑張ろう」「また挑戦してみよう」と思えた．

（看護管理者研修レポートをもとに作成）

ここに描かれているリーダーは，スタッフに対して厳しいのですが，暴君タイプの厳しさとは明らかに異なります．暴君タイプのリーダーはスタッフの主体性や自律性を無視して，一方的に統制するだけでした．それに対して，ここに描かれているリーダーは，スタッフの主体的な意欲を巧みに引き出しながら，職場全体を牽引していく，いわば機関車タイプなのです．

おそらく，「業務改善について提案しなさい」とか，「看護研究に取り組みなさい」とか，さまざまな課題をスタッフに与えるリーダーなのでしょう．このようなリーダーのもとでは，「きつい」「ついていけない」とぼやくスタッフが出てくるのも，不思議ではありません．しかし，リーダーの巧みなかかわり方により，多くのスタッフは成長していくのです．

以上，看護界でみられる3つのリーダー像をレポートから読み取ってきましたが，それでは，一体どのようなタイプのリーダーが，今日，求められているのでしょうか．リーダーシップ研究の領域では，どのような議論がなされてきたのかを，これまでのリーダーシップ論の変遷をたどりながら，次に振り返ってみたいと思います．

Topics 5　カリスマ制・世襲制・民主制

　リーダーシップをその発生の違いから見ていくと，カリスマ制（カリスマ支配による体制）・世襲制・民主制の３つに，リーダーを生むシステムを分けることができる．

1. カリスマ制

　カリスマ制とは特異な才能をもつ人が自然発生的にリーダーシップを発揮して，リーダーの地位につくものである．このシステムによるリーダーシップの特徴は，リーダーのフォロワーに対する一方的な指示・命令であり，それをリーダーの特異な才能が正当化する．

　一代で事業を起こした経営者の職場や，新しく生まれた宗教教団などで，よくみられるシステムである．

2. 世襲制

　カリスマ制の次に出てくるのが，カリスマの２世，３世によってリーダーの地位が引き継がれる世襲制である．世襲制におけるリーダーシップは親の七光によって正当化されるが，「一代目が事業を起こして，二代目が事業を発展させ，三代目がつぶす」という事態にもなりかねない．

　民間病院の経営は世襲されがちであるが，その背景には医術の世襲的傾向がある．

3. 民主制

　業績，経験年数，選挙，昇進試験など，特定のルールに基づいてリーダーが選ばれるシステムであり，可能性の大小はあるものの，誰もがリーダーになり得ることを特徴とする．

　創業当時の本田技研は本田宗一郎によるカリスマ制であったが，宗一郎が息子を退社させたことにより，カリスマ制から世襲制を経ずに，一挙に民主制へと移行したことは，よく知られている．

2 | 支配・統制するリーダーから育てるリーダーへ

▶ 科学的管理主義

　今日のリーダーシップ論は，科学的管理主義に対する批判から，発展してきたといえます．科学的管理主義とは経営理論家のテイラー(Taylor, F. W.)によって考え出されて，1900年代の初頭から広まったマネジメントの方法です．それは，生産効率を高めるために生産工程を徹底的に管理して，スタッフにはノルマを課して出来高払いで賃金を支払うというものでした．

　このようなマネジメントの方法が「科学的」と名づけられたのは，それ以前の経営管理が身分制度に基づいていたからです．つまり，それまでの労働者は，支配者階級によって生存権のみを保障されて，どれだけ働いても生活が改善される見込みのないままに，過酷な労働を強いられていたのです．

　科学的管理主義では労働の対価(報酬)として，労働者に賃金を支払います．そうすると働けば働くほど，多くの賃金が得られるわけですから，労働者の労働意欲が高まり，生産性も向上すると考えられたのです．

　このような考えに基づくマネジメントは，どれだけ頑張っても賃金が変わらない制度よりは，確かに優れているといえるでしょう．賃金が学歴や勤続年数のみで決まってしまい，業績が評価されない職場では，スタッフがやる気をなくしてしまう危険性もあります．

　ただし，科学的管理主義に基づくマネジメントでは，まるで家畜のように人を扱い，支配・統制しようとします．さらに，人を金銭のみで動機づけられると考えており，他の人間的欲求を無視しているのです．人は金銭的欲求の満足のみを求めているのではなく，さらに社会的・実存的満足も求める存在です．これらの点から科学的管理主義は，やがて批判されることになったのです．

　ベルトコンベアの廃止

1. ベルトコンベアによる大量生産の始まり

　ベルトコンベアを利用して最初に大量生産を実現したのは，ヘンリー・フォードだといわれている．1913年にはデトロイトの自動車工場で，ベルトコンベアによる量産が始まった．

　規格品の大量生産を可能にしたベルトコンベアは，近代的生産様式の象徴である．静止した労働者の前を完成途上の製品が，ベルト上に乗って流れていく．労働者はベルトが流れるスピードに合わせて，規格化された動作を繰り返さなければならない．まるで労働者を機械の部品の一部のように扱うこの非人間的な生産方式を，チャールズ・チャップリンは映画「モダン・タイムス」(1936年)で皮肉った．

　生産性を高めるためにベルトコンベアのスピードを上げようとすると，そのたびに労働者のストライキが起きた．また，無理にスピードを上げると，不良品が大量に産まれた．

　そもそも労働者間には，生産能力に格差があった．たとえば，1分間に労働者Aは8個，Bは10個，Cは12個を生産できるとして，一番多いCのスピードに合わせれば，不良品が大量に産まれてしまう．結局は一番少ないAに合わせて，1分間に8個を作るしかなかったのである．

2. ベルトコンベア廃止の動き

　大量生産の時代から消費者の個別ニーズに合わせる多種少量生産の時代に入ると，生産現場ではベルトコンベアを廃止して，セル生産方式を導入しようとする動きがみられるようになった．セル生産方式では，労働者は組立工程の最初から最後までを1人で受け持ち，最後に自分の印を押したシールを完成品に貼って，出荷するのである．

　組立工程の最初から最後までを，1人で担えるようになるには，ある程度の時間が必要である．しかし，1人で担えるようになると，たとえば，1分間に労働者Aは8個，Bは10個，Cは12個と，それぞれのペースで生産できるようになる．そして，その結果，1分間の生産量は平均して，ベルトコンベアによる8個から，10個へと増えるのである．

　また，1人ひとりの労働者が組立工程を自分で管理できることから，やりがいと責任感を伴うようになり，製品の質も上がるのである．

3．プライマリー・ナーシング

　看護は物づくりと異なるものの，ベルトコンベアの廃止に似た動きが，看護の現場でもみられた．それは，1 人の患者の入院から退院までの全過程に，1 人の看護師が責任をもつという，プライマリー・ナーシングの導入である．プライマリー・ナーシングに伴うやりがいと責任感は，看護の質の向上につながることが期待される．

　看護師の間にみられる能力の格差が，患者満足を低下させるという心配もある．しかし，患者によっても必要な看護は異なるために，看護師の能力に応じて担当をうまく割り振りすれば，患者の不満も生じにくくなるであろう．

▶ X–Y 理論

　科学的管理主義とそれへの批判理論との違いを，マクレガー（McGregor, D.）は X–Y 理論として，うまく整理しています．X 理論とは次のような考え方であり，科学的管理主義の根底に横たわっているものです．

　1）仕事は元来，大多数の人にとって嫌なものである．

　2）大多数の人は仕事に抱負や責任をもたず，ただ命令されることを望む．

　3）大多数の人には組織上の問題を解決するだけの創造力がない．

　4）生理的欲求や安全欲求のレベルのみで人は動機づけられる．

　5）大多数の人には厳格に統制し，ときには組織目標の達成を強制する必要がある．

　つまり，人間は愚かな怠け者であり，仕事はつまらないものであると考えるのが，X 理論の本質だといえます．だからこそ，スタッフにはノルマを与えて，出来高払いで賃金を支払うのがよいという，科学的管理主義が生まれてくるのです．

　それに対して Y 理論では，次のように考えます．

　1）仕事は条件次第で，遊びと同じく自然な楽しいものになる．

　2）自治もしくは自律が，組織目標の達成には不可欠である．

　3）組織問題の解決に必要な創造力を，多くの人がもっている．

　4）人は所属と愛の欲求，自尊欲求，自己実現欲求などの人間的欲求でも動機づけられる．

　5）人は正しく動機づけされるならば，仕事のうえでも自律的・創造的になれる．

　つまり，もともと人間は有能さを備えており，仕事も本来は楽しいはずであるという考え方が，Y理論の本質です．

　マクレガーはいうまでもなく，Y理論に基づくリーダーシップの必要性を主張しました．つまり，条件を整えて，有能さを引き出すようにスタッフを育成すれば，生産性は高まると考えたのです．

　こうして，スタッフを「支配・統制するリーダー」から「育てるリーダー」へと，リーダーシップモデルは大きく変わっていきました．そして，このような変化の背景には，先だって行われたいくつかの実験があったのです．

▶ ホーソン工場の実験

　ホーソン工場の実験とはシカゴ郊外にある電機メーカーで行われた実験のことで，当初は照明を明るくすれば作業効率も上がるという，当たり前のことを実証するための研究としてスタートしました．ところが，実験の過程で明らかになったのは，物理的な条件だけではなく，スタッフの人間的欲求も充足することが，生産性の向上に結びつくという事実です．

　実験では，工場の従業員の中から選ばれた被験者が，照明を明るくしていくグループと照明を変化させないグループとに分かれて，組立作業に取り組みました．その結果，照明を明るくしていったグループにはもちろんのこと，照明を変化させなかったグループにも，生産性の向上が認められたのです．

　メイヨー（Mayo, E. 1945）らは追加実験によって，次のようなことを明らかにしました．つまり，被験者として選ばれて，観察の対象になったことで，照明を変化させなかったグループのメンバーも自尊心が満たされたということです．また，メンバー間には，グループの一員としての自覚と一体感も生まれて，結果として好成績に結びついたというのです．

　こうして，生理的欲求や安全欲求だけではなく，所属と愛の欲求や自尊欲求などによっても人は動機づけられることを，ホーソン工場の実験は証明したのです．メイヨーらは追加実験の後に，大勢の従業員と面接を行いました．職場への日ごろの思いを，従業員に自由に語ってもらったのです．そして，従業員の声が職場の業務に反映されるようになると，従業員は自分の将来と職場の将来を，一体のものと感じるようになり，仕事に対していっそう主体的に取り組むようになったということです．

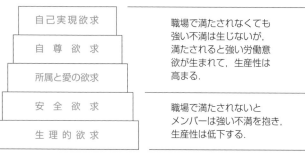

図2 動機と労働意欲と生産性

メイヨー以降の多くの研究が明らかにしたところによれば，スタッフが生理的欲求や安全欲求のみで動機づけられていると，生産性の向上に限界があります．それに比べて，所属と愛の欲求，自尊欲求，自己実現欲求など，より高次の欲求で動機づけられると，はるかに生産性は大きく向上するということです（図2）．

Questions **1**

どのリーダーが優れていたでしょうか？

1. タイプの異なる3人のリーダーA，B，Cが，子どもたちにお面を作らせました．どのリーダーが最も優れていたかを，ア）お面の量，イ）お面の質，ウ）子どもたちの友好的雰囲気の3つの側面で，考えてみましょう．各側面について優れていたと思われるリーダーの順位を，1〜3の数字でつけてください．

2. 順位をつけ終えたら，ほかの人がつけた順位と比較し，話し合ってみましょう．

A. 少年たちと話し合い，一緒に作業をする民主型リーダー			
B. 最小限のことしか伝えない放任型リーダー			
C. 細かな指示を出す権威型リーダー			
ア）お面の量が多かった順位			
イ）お面の質が優れていた順位			
ウ）子どもたちの雰囲気がよかった順位			

（正解は本文 p20）

▶ レヴィンの作業実験

　Ｙ理論への直接的な影響は明らかではありませんが，ホーソン工場の実験の数年前に行われたレヴィンの実験(Lewin, K. 1939)も，紹介しておきましょう．グループダイナミクスの創始者であるレヴィンらによる実験は，結果としてＹ理論が正しいことを示しています．

　レヴィンは10歳の子どもたちを大勢集めて，いくつかのグループに分けました．そのうえで，各グループにタイプの異なる成人のリーダーをつけて，お面作りなどに取り組む作業実験を行ったのです．

　タイプの異なるリーダーとは，何かと細かな指示を出す権威型リーダーと，必要最小限のことしか伝えない放任型リーダーと，少年たちと一緒に話し合いながら作業にも一緒に取り組む民主型リーダーでした．リーダー役はそれぞれのタイプを演じられるように，事前に訓練を受けていたのです．

　実験の結果は次の通りでした．

　まず，何かと細かな指示を出す権威型リーダーのもとでは，少年たちにリーダーへの強い依存がみられました．また，少年たちは潜在的な不満を抱えて，グループ内に敵意と攻撃的な雰囲気が漂っていたということです．

　看護界に限ったことではありませんが，確かに権威型リーダーが支配する職場では，いちいちリーダーにお伺いを立てる依存的な行動がスタッフにみられます．そして，リーダーの目の前ではおとなしく指示に従っていても，リーダーがいない場面では日ごろの不平・不満を噴出させ，しかも，スタッフ間で足の引っ張り合いがたびたびみられます．

　次に，必要最小限の指示だけを伝えてあとは放っておく放任型リーダーのもとでは，質・量ともに最も低い作業となりました．そして，おしゃべりや遊びなどの作業以外に費やす時間が多くみられたということです．

　最後に，少年たちと一緒に話し合い，作業にも加わる民主型リーダーのもとでは，量の面では権威型に負けるが，最も創造的な作品ができ上がりました．しかも，少年たちの間に強い動機づけがみられて，友好的な雰囲気が漂っていたということです．

　そうすると，作業の量では権威型が1番，放任型が3番，民主型が2番となり，質では権威型が2番，放任型が3番，民主型が1番となります．また，グ

ループ内の友好的な雰囲気では，権威型が3番，放任型が2番，民主型が1番となります．

　このような実験結果をみれば，質の高い作品ができあがり，グループ内の人間関係も友好的であった民主型リーダーが，最も優れているという結論になります．そして，質・量ともに最低の作品ができあがった放任型リーダーが，最も劣っているということになるのです．

　ただし，一概に民主型が一番よいとはいえない問題点が，レヴィンの実験にはあります．その1つは，実験の対象が10歳の子どもたちだったことであり，子どもたちだったからこそ，放任型リーダーのもとでは遊んでしまったのかもしれません．もしも有能な大人たちが集まっていたとすれば，作業もせずに遊んでしまうとは考えられないでしょう．メンバーが有能であればあるほど，むしろ放任型のほうがうまくいくともいえるのです．

　また，できばえはともかくとして，限られた時間内に一定量を作り上げなければならない場面もたびたびあります．そのような場面では権威型リーダーも捨てがたいといえるのです．

▶ 個人のパーソナリティとリーダーシップ

　レヴィンの実験には問題があったとしても，優れた点も多くあります．その1つは，作業の結果だけではなく，作業の過程でみられるフォロワーの主体的なやる気や友好的な人間関係にまで，ホーソン工場の実験に先だって注意を払っていた点です．

　レヴィンの実験でもう1つ優れていたのは，リーダーシップの学習が可能であることを示した点です．作業の前にリーダー役は，それぞれのタイプを演技できるように，事前に訓練を受けていました．そして，その役割を子どもたちの前で実際に演じて，作業の結果に違いをもたらしたのでした．

　リーダーシップは人のパーソナリティの中でも，特に資質と結びつけられて，とかく議論されがちでした．つまり，生まれながらの先天的な能力とか，生まれて間もないころに身についた早期後天的な能力として，リーダーシップを扱う傾向があったのです．今日でも，リーダーシップを家系の視点から説明する研究をときどきみかけます．リーダー役を担えるか否かが資質によって決まるのであれば，成人を対象にしたリーダーシップ研修そのものが，無意味だということにな

ります.

　リーダーシップとパーソナリティとの関係を整理してみましょう. パーソナリティは個々人にみられる行動特性とか, 行動を特徴づける心的な体制などと定義されており, それは何重もの重層構造によって説明されます(図3).

　パーソナリティ構造の最も中核的な部分には気質があり, それは体質に基づいていると考えられます. したがって, 先天的な要素が強く, 薬でコントロールすることは可能でも, 通常は変化しない部分だといえます.

　気質に次いで変化しにくいのは気性であり, それは人生の初期に養育者との関係で形成されます. 気性は本格的なカウンセリングによって変わる可能性はありますが, 「三つ子の魂, 百まで」という言葉があるように, 簡単には変えることのできない部分なのです.

　気質や気性に比べると役割性格は, 容易に変化するといえます. 役割性格はパーソナリティ構造の最も外側にあり, その時々の社会的立場に応じて学習される部分なのです.

　すでに「リーダーシップとヘッドシップ」(p2)で述べたように, 看護の現場では組織のヘッドだけではなく, 1人ひとりのスタッフも患者に対してリーダーシップを発揮することになります. そうすると, あらかじめ限られた人だけに備わっている特定の気質や気性と結びつけて, リーダーシップをとらえるわけには

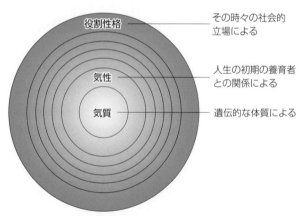

図3 パーソナリティ構造

※気性と役割性格との間には, 家風, 地域性, 県民性, 国民性などにかかわる部分が想定される.

いきません．リーダーシップは役割として担うことができるのであり，それは学習によって身につくものであることを，レヴィンは実験で示したのです．

　また，変化しにくい気質や気性の部分でリーダーシップを担っていると，特定の型にはまったリーダーシップになりがちです．ところが，後に「4. 柔軟なリーダーシップ・モデルの登場」(p31)で詳しく述べるように，今日のリーダーシップ論の1つの到達点は状況対応論であり，状況対応論では複数のリーダーシップ・スタイルを，柔軟に使い分けることが求められるのです．複数のリーダーシップ・スタイルは学習するしかなく，それが可能であることをレヴィンは実証したのでした．

3 ｜「これか，あれか」から「これも，あれも」へ

▶ マネジリアル・グリッド

　権威型，放任型，民主型という3つのタイプのリーダーを，レヴィンは実験によって比較しました．このように，望ましいリーダーのタイプをめぐり，「これか，あれか」と比較する議論を類型論といいます．そして，やがてリーダーには「これか，あれか」ではなく，「これも，あれも」必要だという特性論が，リーダーシップ論に登場してきました．

　特性論では，リーダーに必要な複数の特性をあげて，各特性の強弱でリーダーシップ・スタイルを説明します．よく知られているリーダーシップ特性論の1つに，ブレークとムートン（Blake R. R. & Mouton J. S.）によるマネジリアル・グリッドがあります．グリッド grid とは格子のことであり，つまり，格子状の図の上で，マネジメントのあり方を説明したのです（図4）．

　マネジリアル・グリッドでは業績への関心と人間への関心という，2つの関心をリーダーに要求しています．業績への関心とは，目標の達成を重視して，スタッフの成績に注意を払うことです．他方の人間への関心とは，人間としてのスタッフを重視して，スタッフの主体性・自律性や仕事に対する満足度に注意を払うことです．

　これら2つの特性（関心）の強弱から，ブレークとムートンは5つの典型的なリーダーシップ・スタイルを示して，それらの優劣を説明しています．

　まず，業績にも人間にも関心を払わない，無責任な〈1-1型〉のスタイルが最も望まれません．このようなスタイルのリーダーは看護組織ではみられないのですが，ヘッド（トップ）が世襲制の組織では〈1-1型〉のリーダーも現れる危険性があります（p14 Topics 5 参照）．

　また，業績を二の次にして人間にだけ関心を払う，〈1-9型〉のスタイルでも不十分です．職場は仲良しクラブではなく，基本的には仕事をするためにスタッフが集まっているのです．仕事とは関係のないところでスタッフの欲求が満たされ

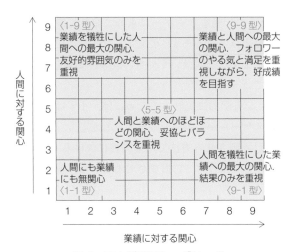

図4　マネジリアル・グリッド

Blake, R. R. & Mouton, J. S. 1964

て，仕事が二の次になるようでは，本末転倒といわざるを得ません．

それとは逆に，業績だけに関心を払って，人間を無視する〈9-1型〉のスタイルも，同様に不十分です．スタッフは人間性を無視されて，まるで機械の部品のように扱われます．スタッフを犠牲にして業績を上げようとするために，スタッフの定着率が悪くなるのです．

業績にも人間にもほどほどの関心しか払わない，〈5-5型〉のスタイルも，やはり不十分です．リーダーは可もなく不可もなく業務をこなしているだけであり，職場の業績もスタッフの仕事に対する満足度も，どちらも中途半端になってしまうのです．

結局，最も望ましいのは〈9-9型〉のスタイルだということになります．業績と人間の双方に最大の関心を払うことにより，相互理解と相互参加を大切にして，スタッフの動機づけを重視しながら好成績を目指すリーダーを，マネジリアル・グリッドは求めているのです．

▶ PM 理論

三隅二不二が1966年に提唱したPM理論も，よく知られている特性論の1つです．PM理論も「業務への圧力や計画性」performance と「集団の維持」maintenance という，2つの行動をリーダーに求めており，偶然にもマネジリアル・グリッドと同様の枠組みといえます．ただし，PM 理論が優れている点は，その科学的実証性にあります．三隅はいくつもの実験や調査を重ねながら，PM 理論の有効性を確かめていったのです．

　PM 理論の有効性を科学的に実証するためには，まずは PM 行動特性を客観的に把握するためのスケールが必要になります．しかし，三隅はリーダー自身に自分の行動特性を自己評価させる方法では妥当性に欠けると考えました．そこで，リーダーの行動特性をフォロワーに評価させるという，画期的な方法をとったのです．

　このフォロワーがリーダーを評価するという行為が画期的だったというのは，勤務評定という形で管理職がスタッフを評価するのが，職場では一般的だからです．そのために，PM 理論の導入には，暴君タイプの管理職ほど，抵抗を示すことになります．しかし，管理職のリーダーシップ・スタイルは，その影響を日常的に受けているスタッフが最もよく知っているのです．

　三隅は当初，4つの P 項目と4つの M 項目からなる尺度や，8つの P 項目と8つの M 項目からなる尺度を使っていました．そして，やがて本格的な尺度開発に取り組み，12の P 項目と12の M 項目からなる PM 行動測定尺度を完成させたのです（p27 Questions 2 参照）．

　フォロワーの全員が評価したリーダーの P 得点と M 得点は，リーダーごとに合計されて，フォロワーの人数で割ります．そして，同じ職場のリーダー全員の平均値よりも，P と M の両方が上回るリーダーは「PM 型リーダー」，P が上回って M が下回るリーダーは「P 型リーダー」，P が下回って M が上回るリーダーは「M 型リーダー」，P と M の両方が下回るリーダーは「pm 型リーダー」とされます．

　こうして，三隅はリーダーシップ・スタイルを PM 型，P 型，M 型，pm 型の4つに分けたうえで，各リーダーシップ・スタイルの影響をさまざまな視点から調査したのです．それは，業績，事故率，退職率などの客観的側面から，労働意欲，給与満足，職場満足，チームワーク，会議のあり方，コミュニケーション，精神保健，業務規範などに関する認知的側面まで多岐にわたっています．しかも，客観的側面に関しては数多くの職場で調査が繰り返されており，それらをここですべて紹介することは困難です．

　結論だけを紹介しますと，客観的側面と認知的側面のすべての項目にわたって最も優れていたのが PM 型，最も劣っていたのが pm 型ということです．そし

表1　PMリーダーシップ・スタイルの影響（優劣順位）

		PM	M	P	pm
〈客観的側面〉	長期業績	1	2	3	4
	短期業績	1	3	2	4
	長期事故率	1	2	3	4
	短期事故率	1	3	2	4
	退職率	1	2	3	4
〈認知的側面〉	労働意欲	1	2	3	4
	給与満足	1	2	3	4
	職場満足	1	2	3	4
	チームワーク	1	2	3	4
	会議	1	2	3	4
	コミュニケーション	1	2	3	4
	精神保健	1	2	3	4
	業務規範	1	3	2	4

※三隅1986より引用．表現を一部改変．

て，P型とM型は項目によって，優劣の順位が入れ替わるのでした（表1）．

　PM行動の測定は，実施するだけで教育効果が期待されます．スタッフが評価した得点を管理職に集計させると，管理職はリーダーとしてスタッフに与えている自分の影響を，スタッフからフィードバックされる（教えてもらう）ことになります．そうすると，管理職は日ごろの自分のリーダーシップ・スタイルを振り返らざるを得ず，不足している部分を強化するなど，リーダーシップ・スタイルを望ましい方向へと調節することができるのです．

Questions
2

管理職のリーダーシップ・スタイルは？

次の各項目について，あなたの管理職は，どの程度あてはまりますか
2. はい，1. どちらでもない，0. いいえのいずれかに○をつけてお答えください．

a. あなたの管理職は，規則に従うようにやかましく言いますか．　　　2 − 1 − 0
b. あなたの管理職は，あなた方の仕事に関して多くの指示・命令を与えますか．
　　　　　　　　　　　　　　　　　　　　　　　　　　　　　　　　2 − 1 − 0
c. あなたの管理職は，仕事を与えるときに，いつまでに仕上げればよいかを明確に示してくれますか．　　　　　　　　　　　　　　　　　　　　　　2 − 1 − 0

27

d. あなたの管理職は仕事量のことをやかましく言いますか. 2－1－0

e. あなたの管理職は, 所定の時間までに仕事を完了するように要求しますか.
2－1－0

f. あなたの管理職は, あなた方を最大限に働かせようとすることがありますか.
2－1－0

g. あなたの管理職は, あなたがまずい仕事をやったとき, あなた自身を責めるのではなく, 仕事ぶりのまずさを責めますか. 2－1－0

h. あなたの管理職は, あなたが担当している機械・設備のことを知っていますか.
2－1－0

i. あなたの管理職は, その日の仕事の計画や内容を知らせてくれますか.
2－1－0

j. あなたの管理職は, 仕事の進み具合について報告を求めますか.
2－1－0

k. あなたの管理職の計画や手順は優れており, そのために無駄のない作業時間となっていますか. 2－1－0

l. あなたの管理職は, 目標達成のための計画をいつも綿密に立てていますか.
2－1－0

m. あなたの管理職は, 職場に気まずい雰囲気があるとき, それを解きほぐすようなことがありますか. 2－1－0

n. あなたは, 仕事のことであなたの管理職と, 気軽に話し合うことができますか.
2－1－0

o. あなたの管理職は, 仕事に必要な設備の改善などを申し出ると, その実現のために努力しますか. 2－1－0

p. 全般的に見てあなたの管理職は, あなたを支持してくれますか.
2－1－0

q. あなたの管理職は, 個人的な問題に気を配ってくれますか.
2－1－0

r. あなたの管理職は, あなたを信頼していると思いますか.
2－1－0

s. あなたの管理職は, あなたが優れた仕事をしたとき, それを認めてくれますか.
2－1－0

t. あなたの職場で問題が起こったとき, あなたの管理職はあなたに意見を求めますか. 2－1－0

u. あなたの管理職は, あなた方の立場を理解しようとしますか.
2－1－0

v. あなたの管理職は, 昇進や昇給など, あなたの将来に気を配ってくれますか.
2－1－0

w. あなたの管理職は, あなた方を公平に取り扱ってくれますか.
2－1－0

x. あなたの管理職はあなたに対して好意的ですか. 2－1－0

P 得点：a～l に○のついた数字の合計 ……… _____ 点

M 得点：m～x に○のついた数字の合計……… _____ 点

※三隅1986による尺度をもとに, 項目の表現を一部改変し, 選択肢も5段階から3段階へと縮小した. 2001年に200名の看護師を対象にして筆者が確認した信頼性係数は, P項目 (a～l)が $\alpha = 0.6898$, M項目(m～x)が $\alpha = 0.9048$ であった.

コンピテンシー論

　「これも，あれも」必要だという特性論は，今日では「これも，あれも」にとどまりません．「これも，あれも，それも，……」と，リーダーに必要な特性を数多くあげる傾向にあります．

　たとえば，田島房好(2000)によると，これまでの特性論がリーダーに求めているものとして，16の能力があげられます．それは，1)知能，2)判断力，3)想像力，4)表現力，5)学識，6)経験，7)知識，8)体力，9)信頼性，10)忍耐力，11)自信，12)活動性，13)社交性，14)協調性，15)社会的威光，16)人気です．

　リーダーに数多くの特性を求める議論は，これまでに存在した優れたリーダーの研究に基づいており，それは看護界でもコンピテンシー論として知られています．コンピテンシーcompetencyとは能力や適性のことであり，最も優れた業績をあげたメンバーの能力を明らかにして，それを適性として他のメンバーにも見習わせようとする発想から生まれてきました(Richard E. Boyatzis 2008)．最も優れた業績をあげるぐらいですから，優れた能力がいくつも見出だされるのは当然のことでしょう．看護界でも，数多くの能力を求めるリーダーシップ論をしば

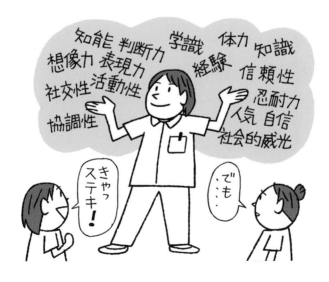

しばみかけます．看護師の継続教育で用意された資料の中には，実に多くの能力を箇条書きしたものがあるのです．

　リーダーシップのコンピテンシー論は，リーダーとして今の自分に不足しており，これから身につけなければならない能力を，リーダーに教えてくれます．ただし，身につけなければならない能力が多すぎるとお手上げとなり，リーダーになることをあきらめる人が出てくるかもしれません．

　また，自分に不足する能力の中には，生まれながらの気質や人生の初期に形成された気性に根ざすものもあるでしょう．そうすると，それを補強するのは容易ではなく，大変な時間と労力をかけても克服できないこともあります．その際，コンピテンシー論によって自分には多くの能力が欠けていると落ち込んだり，リーダーになることをあきらめるよりも，リーダーに求められる数々の能力のうち特に自分が得意とするものを知り，それを発揮していくほうがいきいきと働くことができるでしょう．また，自分が得意とする能力によりほかのリーダーの役割を担いながら，自分が苦手とする能力をほかのリーダーに補ってもらうという，ペアワークやチームワークの発想に転換すれば，個々人のよさを引き出しながら活躍することができるでしょう．

4 | 柔軟なリーダーシップ・モデルの登場

シチュエーショナル・リーダーシップ・セオリー

リーダーには「これも，あれも」必要であるという特性論として，マネジリアル・グリッドと PM 理論を先に紹介しました．そして，特性論は今日，「これも，あれも」にとどまらず，必要な特性を数多くあげるコンピテンシー論へと発展したことも，すでに指摘した通りです．

ところが，そのような傾向とは別に，「これも，あれも」必要だとする特性論から，新しいリーダーシップ論が生まれているのです．それは，どういうときに「これ」が必要で，どういうときに「あれ」が必要かを議論する状況対応論であり，この議論は今日のリーダーシップ論における 1 つの到達点といえます．

ハーシーとブランチャード(Hersey P. & Blanchard K. H.)は，マネジリアル・グリッドに基づき，シチュエーショナル・リーダーシップ理論という，1 つの状況対応モデルを示しています(図 5)．

それによると，最初はフォロワーも未熟なために，リーダーは何よりもまず，業績への関心を最大限に払います．次に，フォロワーが次第に成長するにつれて，リーダーは主要な関心を業績から人間へと移していき，フォロワーの主体性・自律性を尊重するようにします．さらに，フォロワーが成熟すれば，どちらへの関心も弱めていき，最終的にはフォロワーを自立させるのです．

状況対応論の優れている点は，その柔軟性にあるといえます．それまでのリーダーシップ論は，レヴィンの実験の民主型とか，マネジリアル・グリッドの〈9-9型〉というように，どちらかというと特定の型にはまったリーダーを追求してきました．それに対して状況対応論では，ハーシーとブランチャードのモデルに示されているように，フォロワーの状態によってスタイルを柔軟に変えていく，しなやかなリーダーシップを理想としているのです．

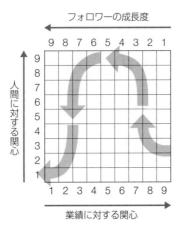

図5　シチュエーショナル・リーダーシップ理論

Hersey P. & Blanchard K. H. 1977

自立に至る階段モデル

　筆者はハーシーとブランチャードのモデルにヒントを得て，フォロワーへのかかわり方をコミュニケーションの視点から，次の4段階で整理しています（図6）.

　まず，直面している問題について「まったく自己解決できない」「やったことがない」「自信がない」「指示がほしい」などという，依存の段階のフォロワーには，問題を解決するために「こうしましょう」「ああしましょう」「こうしてください」「ああしてください」と，指示を出すことになります. 次に，「少しは自己解決できる」「やったことはある」「まだ自信がない」「助言してほしい」などという，半依存の段階のフォロワーには，本人の主体性・自律性をもう少し尊重しながら，「こうしたら，いかがですか」「ああしたら，いかがですか」と，助言することになります. さらに，「ほぼ自己解決できる」「何回かやったことがある」「そこそこ自信がある」「認めてほしい」などという，半自立の段階のフォロワーには，本人の主体性・自律性をさらに尊重しながら，「どうするのがいいと思いますか」「あなたはどうしたいのですか」などと尋ねて，本人の自己決定を支持します. 最後に，「完全に自己解決できる」「いつもやっている」「自信がある」「任せてほしい」などという，自立の段階のフォロワーには非関与となり，見守るだけでよいのです.

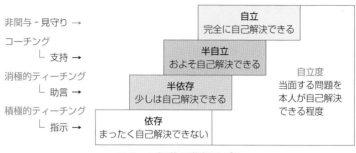

非関与 - 見守り →

コーチング
　　└ 支持 →

消極的ティーチング
　　└ 助言 →

積極的ティーチング
　　└ 指示 →

自立
完全に自己解決できる

半自立
およそ自己解決できる

半依存
少しは自己解決できる

依存
まったく自己解決できない

自立度
当面する問題を
本人が自己解決
できる程度

図6　4段階の階段モデル

表2　本人とリーダーによる自立度評価

本人氏名：＿＿＿＿＿＿＿＿＿　　　　　　リーダー氏名：＿＿＿＿＿＿＿＿＿

評価日	4月30日		5月28日		6月30日	
評価項目／評価者	本人	リーダー	本人	リーダー	本人	リーダー
1.　患者へのあいさつ	自立	半自立	自立	半自立	自立	自立
2.　ベッドメーキング	自立	自立	自立	自立	自立	自立
3.　体温測定	自立	半自立	自立	自立	自立	自立
4.　脈拍測定	半自立	半依存	半自立	半自立	自立	自立
5.　採血	依存	依存	半依存	依存	半依存	半依存
6.　記録作成	半自立	半依存	半自立	半自立	半自立	半自立
7.　看護過程	依存	依存	依存	依存	依存	依存

自立　：いつも経験している，自信がある，完全に自己解決できる，任せられる
半自立：何回か経験している，そこそこ自信がある，ほぼ自己解決できる，承認が必要
半依存：経験はある，まだ自信がない，少しは自己解決できる，助言が必要
依存　：経験がない，自信がない，まったく自己解決できない，指示が必要

　ここでいう自立とは，フォロワーが直面する問題を，リーダーの働きかけがなくても，自らの意思で主体的・自律的に自己解決できる状態をいいます．フォロワーが看護師であれば，管理職や先輩の働きかけがなくても，一人前の看護師として看護の仕事をこなせることでしょう．また，フォロワーが患者であれば，看護師をはじめとする医療職の援助がなくても，健康な暮らしを自ら実現できることでしょう．いずれにしても，リーダーシップの最終目標はフォロワーの自立であり，その目標達成に至る各段階で，ふさわしいかかわり方があるのです．

　本人に任せてよい問題にまでリーダーが細かく指示を出してしまい，フォロ

ワーの主体的なやる気をそいでしまうことは，避けなければなりません．また，本人に任せられない問題を放置（放任）してしまい，取り返しのつかない事態を招いてしまうことも，避ける必要があるのです．

　なお，「私にはできません」という人に任せてみたら，実際にはできたということもあります．逆に，「私はできます」という人でも，実際にやらせてみるとうまくいかないこともあるのです．したがって，フォロワーの自立度は，本人の自己申告だけで決めるわけにはいきません．本人の自己申告や実際の行動を参考にしながら，あくまでもリーダーが判断するべきでしょう（表2）．

自立を目指す理由

　リーダーシップの最終目標が，どうしてフォロワーの自立なのかという根本問題を，ここで考えてみましょう．なぜ，いつまでもリーダーは，指示を出し続ける指導者として，君臨してはならないのでしょうか．

　1つには，不可避的な世代交代があげられます．いつまでも先輩のままで居続けるわけにはいかず，新人にできるだけ早く成長してもらい，次の新人を育ててもらわなければならないのです．

　フォロワーが患者の場合にも，同様のことがいえます．患者にいつまでも病院で暮らしてもらうわけにはいきません．できるだけ早く退院して，社会復帰してもらうことが望まれるのです．

　もう1つには，より積極的な理由があります．誰かから指示された行動に責任を感じる人は少ないでしょう．それに対して，自らの意思で自己決定した主体的・自律的な行為には，やりがいと責任を伴うために，質の高い結果が期待できるのです．

　看護の分野でも，看護師の主体的・自律的な行為が，質の高い看護を実現すると考えられています．医師や管理職からの指示に基づく行動は，業務によっては避けがたいのですが，いつまでも指示待ちのままでは，看護の質の向上は望めないでしょう（p7 Topics 3 および p46 Topics 9 を参照）．

Topics 7 キャリアラダー

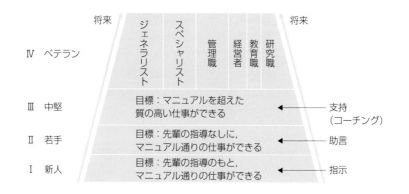

リーダーの指示を理解し，マニュアルを読むことができれば，単純労働は可能となる．一人前の単純労働者になるためには，仕事に慣れるまでのほんの数週間から数か月もあればいい．ところが，1人ひとりに合った質の高いサービスを提供する専門職は，数か月では育たない．就職前に何年もの専門教育を必要とすることが多く，さらに就職後も何年もかけて現場で学び，一人前の専門職へと育っていく．このように，学生から新人，若手，中堅，そしてベテランのジェネラリストもしくはスペシャリストへとキャリアアップしていく専門職の成長を支援するうえで，発達対応モデルは欠かせない．

　各病院の看護部は，就職後の看護師の成長過程をキャリアラダーとして示している．それらは各職場の特徴に応じて少しずつ異なってはいるものの，共通点も多くみられる．さまざまなキャリアラダーを参考にしたうえで，1つのモデルを示すと，次のようになる．

　ラダーIは新人の段階であり，先輩の指導のもとにマニュアル通りに標準的な看護が提供できることを目標とし，マニュアルに書かれていない個別の部分は先輩の指示に従うことになる．ラダーIIは若手の段階であり，先輩がいなくてもマニュアル通りに看護ができることを目標とし，マニュアルに書かれていない個別の部分は先輩の助言に基づいて対応することになる．ラダーIIIは中堅の段階であり，マニュアルを超えて，1人ひとりの患者に合った質の高い看護を提供することを目標とし，そのために先輩はコーチング（p42）で支持することになる．そしてラダーIVは，マニュアルを超えた質の

高い看護を提供できるベテランの段階であり, 周りは見守るだけとなる.

　ドラッカーが提唱した本来の目標管理は, 看護師にとって看護過程のことといえるが(Topics 2), それが本格的に可能になるのは主にラダーⅢ以降であり, そこに至るまではマニュアルに大きく依存せざるを得ない.

　自立したジェネラリストやスペシャリストの分厚い層が形成されるならば, 看護師不足も解消する可能性があり, さらに単純労働者を束ねるピラミッド組織から後ほど紹介する専門職集団にふさわしい新たな組織(逆さまのピラミッド, p46 Topics 9 参照)へと, 看護師の組織もおのずと移行することになる. しかし, ジェネラリストやスペシャリストに至るまでに多くの看護師が離職してしまえば, それらの実現は困難となる.

あなたが必要としたのは?

1. あなたが誰にも干渉されず, 任せてほしいと思ったことを, 思い出せる限り, 箇条書きで書いてください.
   例) 自分の部屋のレイアウトを考えていたとき

2. あなたのやり方を, 誰かに認めてもらい, 応援してもらいたいと思ったことを, 思い出せる限り, 箇条書きで書いてください.
   例) 学生時代に, やりたい仕事が見つかったとき

3. あなたのやり方が適切かどうか，誰かから助言してもらいたいと思っ
たことを，思い出せる限り，箇条書きで書いてください．
例）ダイエット中に，なかなか体重が減らなかったとき

4. どうすればよいのか見当がつかず，誰かから指示してもらいと思った
ことを，思い出せる限り，箇条書きで書いてください．
例）自動車教習所で，初めて路上教習を受けたとき

Topics 8 新人の頃に，指示して/任せてほしかったこと

　卒後2〜3年目のスタッフ(76名)に，新人の頃を思い出してもらい，「指示してほしかったこと」と「任せてほしかったこと」をあげてもらいました．

※複数回答で右端数字は件数

指示してほしかったこと

1) 急変(吐血など)時の対応	35
2) 経験(学んだこと)のない初めての業務	12
3) 忙しいときの業務の優先順位について	7
4) 緊急入院を受けたとき	4
5) ミスをしたときの対応	2
6) 患者からお金を渡されたとき	2
7) 初めての病棟に来たとき	2
8) 何をしてよいかわからずに，ボーッと立っているとき	2
9) 物品の場所がわからないのに，物品を揃えるように言われたとき	2
10) (ケアに関する)参考資料・文献について	2
11) 手術後に帰室した患者への対応	2
12) 重症の患者を受け持ったとき	2
13) 初めて患者を受け持ったとき	1
14) 手術中，急に術式変更になったときの手順	1
15) 医師の指示に従っても，患者からの苦痛の訴えが続いたとき	1
16) 感情の起伏が激しい患者への対応	1
17) 泣き出した患者への対応	1
18) 患者と家族とのトラブルに遭遇したとき	1
19) 術後でせん妄状態の患者への対応	1
20) 緊急時に「どうすればいいと思う？」と聞かれたとき	1
21) 患者が食事を拒否したとき	1
22) 患者が内服薬を飲み忘れていたとき	1
23) 患者からのクレームへの対応	1
24) 習ったことが通用しなかったケースに当たったとき	1
25) 「とりあえず行って」と言われたとき	1
26) 自分が緊張してパニックになったとき	1

27） 夜勤で時間が余っているとき ……………………………………… 1

28） 病室まわりの仕方 ………………………………………………… 1

29） 行動計画がうまくいかずに，どうすればよいのかわからないとき …… 1

30） 到達目標について ………………………………………………… 1

31） 看護計画の立案 …………………………………………………… 1

32） 薬の使用法(眠剤・下剤)とその根拠 …………………………… 1

33） プリセプターの指示に基づく行為を医師に否定されたとき ……… 1

34） 医師と調節や報告が必要なとき ………………………………… 1

35） 手続き的なこと(検体の提出の仕方など) ……………………… 1

36） コストなどの事務的なこと ……………………………………… 1

37） すべて ……………………………………………………………… 2

任せてほしかったこと

1） 慣れた単純な業務(シーツ交換など) ………………………… 15

2） 一度 OK をもらっていること(慣れている業務，単純な業務) ……… 12

3） 患者家族とのコミュニケーションの最中に割り込まれたとき ……… 11

4） 休憩時間の過ごし方(休んだほうがいいと言われたとき) ………… 9

5） 仕事の時間配分と手順(細かい報告を繰り返し求められた) …………… 5

6） 自分の生活スタイルについて …………………………………… 4

7） 仕事が終わった後の過ごし方 …………………………………… 4

8） やろうと思っていたことを，先に先輩に言われたとき ………… 3

9） チャートの記入について ………………………………………… 3

10） 友達づき合い(同期のスタッフとの関係など) ………………… 3

11） 口紅の色，髪の毛の色，髪型，身なり ………………………… 3

12） 必要性を感じない決まりごとを強要されたとき ……………… 2

13） 勤務に来る時間 …………………………………………………… 1

14） 自己学習の内容 …………………………………………………… 1

15） 行動計画があるのに指示されたとき …………………………… 1

16） 任された患者のことで繰り返し細かく説明されたとき ………… 1

17） 一斉コールするときの声 ………………………………………… 1

18） トイレへ行くタイミングについて(事前に報告してほしいと言われた) ‥ 1

19） 自分の親の育て方のことまで言われたとき …………………… 1

20） 新人の頃はなし(今はあるが) ………………………………… 8

依存のフォロワーへの指示（積極的ティーチング）

　依存のフォロワーに対しては，指示を避けることができません．すぐに対処しなければ取り返しがつかなくなるような問題を抱えており，しかも，その問題を全く自己解決できないフォロワーには，「こうしましょう」「ああしましょう」と指図せざるを得ないのです．指示をするということは，フォロワーにすすんで答えを教えることになりますので，積極的ティーチングと表現することができます．

　指示を出すにしても，フォロワーの主体性や自律性を，全く無視するわけではありません．特にフォロワーが患者の場合には，患者の主体的な意思に基づく対等な契約が，看護サービスを提供する前提にあります．また，フォロワーがスタッフの場合でも，管理職とスタッフの関係は，対等な契約に基づいているはずなのです．

　対等な契約に基づくのですから，「こうしなさい」「ああしなさい」という命令調の言葉は，当然のこととして嫌われるのです．「こうしましょう」「ああしましょう」と誘うように表現することで，フォロワーの主体性・自律性を尊重する姿勢を少しでも表したいものです．

　そのほかにも，指示を出すうえで注意したいことが数多くあります．トレーニング編で紹介する「ブラインド・ワークⅠ」(p76)に取り組めば，効果的な指示の条件をいくつも学ぶことができますが，ここで先取りして，指示を出すうえでの諸注意をまとめておきましょう．

①「〜しなさい」という命令調は避けて，「〜しましょう」とか「〜してください」という表現を使う．

②聞こえないような小声や自信のない口調ではなく，適度な声の大きさと自信のある堂々とした口調で指示を伝える．

③どのようにも受け取れる曖昧な言葉ではなく，数字や適切なたとえなどを使って，具体的かつ明確に伝える．

④「どうしてそうするのか」という指示の理由も伝えて，納得してもらう．

⑤先の見通しを伝える必要はあるが，先の先の指示まで一度に与えない．

⑥指示を出すときも一方通行ではなく，フォロワーからの質問に答えるなどして，双方向コミュニケーションに努める．

⑦「そうそう」「その通りです」などの言葉で，フォロワーの行動が指示に則していたか否かを伝える．

半依存のフォロワーへの助言（消極的ティーチング）

　完全な依存ではなく，当面する問題を少しは自分で解決できるような，いわば半依存のフォロワーもいます．また，最初は依存であったフォロワーも，指示に従うことで問題が少しずつ解決すれば，徐々に自立度を高めて，やがて依存から半依存へと成長していきます．

　半依存のフォロワーにまで，依存のフォロワーと同様に扱い，「こうしましょう」「ああしましょう」と指示を出すわけにはいきません．フォロワーの主体性や自律性をもう少し尊重しながら，「こうしたら，いかがですか」「ああしたら，いかがですか」と助言することが望まれるのです．この助言は，どちらかというと控えめに答えを教えることから，消極的ティーチングと表現することができます．

　依存のフォロワーでさえ，指示に従わないことがあります．ましてや，フォロワーが半依存ともなれば，助言に従わないこともめずらしくはありません．助言に従うか否かは，実はフォロワーの気持ち次第なのです．そうすると，いかに有効な助言をするかが，リーダーの課題となります．

　はっきりと言えることは，フォロワーの心をつかまないと，助言も空振りに終わるということです．フォロワーが抱いている関心や願望を無視すれば，助言も無視されるのです．真の関心や願望を正確に把握することが，有効な助言のための第一条件だといえます．

　トレーニング編の「アドバイザー・トレーニング」(p81)に取り組めば，有効な助言の条件を学ぶことができます．助言の条件を先取りしてまとめるならば，次のようになります．

①まずは観察をして，目の前のフォロワーが「いま，やろう」「やりたい」と思っていることを，フォロワーの言葉や表情，動作などから正確に読み取る．

②いまフォロワーが助言を必要としているか否かも正確に読み取り，助言を必要としていないときにまで口出ししない．

③「〜しなさい」「〜しましょう」「〜してください」などと言って，指示を出さないように注意する．

④矢継ぎ早に助言するのではなく，1つ助言したら，しばらく見守る．

⑤助言を無視されても不機嫌にならない．

半自立のフォロワーへの支持（コーチング）

　半依存のフォロワーも，リーダーの助言によって問題の解決が進むと，やがて自立の一歩手前の半自立へと成熟していきます．また，初めから半自立にあり，当面する問題をほぼ自己解決できるような，成熟したフォロワーもいます．

　成熟したフォロワーにまで指示や助言ばかりしていると，フォロワーの自立を妨げることになります．そればかりか，リーダーへの反発を招いてしまい，フォロワーが心を閉ざしてしまうことにもなりかねません．成熟したフォロワーには，本人の主体性や自律性をさらに尊重するべきでしょう．そして，フォロワー自身に問題の解決策を自己決定してもらい，それを支持することが望まれます．

　この自己決定を支持するかかわりは，「コーチング」という名称で各分野から注目されています（p48 Topics 10）．それは，指示・命令に従って行動する人よりも，自己決定して主体的に行動する人のほうが，はるかに優れた成果を生み出すからです．

　フォロワーの自己決定を引き出すためには，フォロワーの話に耳を傾ける熱意がまず何よりもリーダーに求められます．聴く耳をもたないというリーダーの態度では，フォロワーも話す意欲をなくしてしまうでしょう．

　また，フォロワーの言うことに対して，「善い・悪い」とか「好き・嫌い」とか「正しい・間違っている」などと，いちいち価値判断を下す審判的態度で臨めば，フォロワーは何も言えなくなってしまいます．何を言っても聴いてもらえるという受容的な態度が，リーダーには求められるのです．

　そのほかにも，余裕のある落ち着いた態度や温かくも冷静な態度，非防衛なリラックスした態度など，支持のための基本的態度が必要になります（表3）．そのうえで，次のようなコミュニケーション技法をリーダーは駆使することになるのです（表4）．

自己決定を引き出すコミュニケーション技法

　まず，問題を抱えて困っているフォロワーには，問題の背景を考えてもらうために，「どうしてそうなったと思われますか」という開かれた質問をします．問題の背景を十分に考えてもらうと，解決策も考えやすくなるでしょう．そこで，「どうするのがよいとお考えですか」という開かれた質問をして，フォロワーの自

表3　支持のための基本的態度

熱意	フォロワーの話に耳を傾ける熱心な態度
受容	先入観や偏見をもったり、審判的な反応を示したりせず、ありのままに受け止めようとする態度
余裕	せっかちにならず、落ち着いた態度
温冷	冷淡でもなく、馴れ馴れしくもなく、冷静でありながらも同時に温かい態度
非防衛	心を閉ざして構えたりせず、リラックスしたオープンな態度

表4　コミュニケーション技法の一覧

1. 指示 「～しましょう」「～してください」と指図する	フォロワー：最近、仕事がマンネリ化しています． リーダー：業務改善に取り組みましょう．
2. 助言 「～しては、いかがですか」と提案する	フォロワー：最近、仕事がマンネリ化しています． リーダー：業務改善に取り組んでみませんか．
3. 対決 フォロワーの言動における非一貫性を指摘する	フォロワー：そうですね．わかりました． リーダー：でも、浮かない顔をされているように見えますが．
4. 保証 恐れや不安を抱いているフォロワーを安心させる	フォロワー：うまく改善案がまとまるか、心配なのです． リーダー：最初は誰でも心配しますが、皆でやれば大丈夫ですよ．
5. 励まし フォロワーを励まし、勇気づける	フォロワー：それでは、来月から取り組んでみることにします． リーダー：そうですか．頑張ってくださいね．
6. 開いた質問① 問題の背景を考えてもらうための質問をする	フォロワー：最近、仕事がマンネリ化しています． リーダー：どうしてそうなったと思いますか？
7. 相づち フォロワーの話を聴きながら、短い言語的反応を示す	フォロワー：すっかり仕事に慣れてしまい、変化がないからだと思います． リーダー：ふん、ふん、なるほど．
8. 繰り返し フォロワーの話の節目節目を繰り返す	フォロワー：ミスはなくなったのですが、仕事を無難にこなしているだけです． リーダー：可もなく不可もなく、こなしているのですね．
9. 共感 フォロワーの感情を正確に把握し、自然な言葉で返す	フォロワー：でも何かが足らないのです． リーダー：不満足なのですね．

次頁につづく

表4　コミュニケーション技法の一覧（つづき）

10. 開いた質問② 問題の解決策を考えてもらうための質問をする	リーダー：不満足を解決するためには，どうするのがよいと思いますか？
11. 沈黙 フォロワーの言葉を黙って待つ	フォロワー：えっと，その， リーダー：…（沈黙）…
12. 明確化 フォロワーがうまく言葉に表せないとき，代わって表現する	フォロワー：仕事のやり方を見直すことを，何とか言いましたよね． リーダー：業務改善ですか．
13. 要約 フォロワーの話を要約して返す	フォロワー：業務改善に取り組むのが，よいのではないかと思います． リーダー：要するに，マンネリ化を解決するために，業務改善に取り組むのですね．
14. 支持 フォロワーの考えに対して，「そうしましょう」と賛成する	フォロワー：そうです．業務改善が効果的だと思います． リーダー：じゃ，来月からさっそく，そうしましょうか．

己決定を引き出します．そのうえで，「じゃあ，そうしましょうか」と言ってその自己決定を支持します．

　また，複数の選択肢を前にして迷っているフォロワーには，「Aにした場合にはどうなりますか？」「Bにした場合にはどうなりますか」などと開かれた質問をして，それぞれを選択した場合のことを考えてもらいます．十分にシミュレーションすれば自己決定しやすくなりますので，「結局，どうされますか」と尋ねて，フォロワーの答えを引き出します．そのうえで，「じゃあ，そうしましょうか」と言って自己決定を支持します．

　さらに，目標の達成を目指すフォロワーには，「どのように努力してきましたか」「どれぐらい目標に近づきましたか」「何が障害になっていますか」などと開かれた質問をして，これまでの取り組みや現状を振り返ってもらいます．そして，「今後，どうすればいいと思いますか」と尋ねて，フォロワーの答えを引き出します．そのうえで，「じゃあ，そうしましょうか」と言って自己決定を支持します．

　質問に対してフォロワーが答えている最中には，リーダーが首を縦に振るうなずきや「ふん，ふん」という相づちを示して，フォロワーの話をうながさなければなりません．また，フォロワーの話の節目節目で「〜ですね」と確認する繰り返しも，フォロワーの話をうながすうえで効果的です．

　もしも，フォロワーが言葉に詰まったならば，とりあえずはリーダーも沈黙して，フォロワーの言葉を待ちます．そして，しばらく待ってもフォロワーがうまく表現できないときには，リーダーが「～ということですか」と代わって表現して，明確化することになります．

　また，話の途中でフォロワーが不快な感情（不安や困惑など）を表出することもあります．不快な感情が表出されたならば，それを無視したり否定したりせずに，たとえば「何かと心配ですよね」と言って共感することが必要です．フォロワーが感情的なままでは，冷静な思考は望めません．リーダーがうまく共感することで，フォロワーの不快感が緩和されれば，理性的・現実的な自己決定も容易になります．

　フォロワーの話を一通り聴いたならば，聴き放しで終わるわけにはいきません．最後に話の要点だけをかいつまんで，「要するに，～なのですね」とできるだけ手短に要約して返すと効果的です．

　支持のための基本的態度を強化するトレーニングや，各コミュニケーション技法を身につけるトレーニングは，後ほどトレーニング編で紹介します．

自己決定の支持（コーチング）の限界

　自立度が比較的高いフォロワーだからこそ，開かれた質問をすれば妥当な答えがすぐに返ってくるのです．逆にいうと，依存や半依存のフォロワーにはコーチングをしてもうまくいかず，むしろ適切な指示や助言によるティーチングこそが必要となるのです．

　また，患者の容体が急変したり，災害が発生したりなどの危機対処時にも，「どうしたらいいと思いますか」などと，質問している場合ではありません．「こうしてください」「ああしてください」などと，テキパキと指示を出さなければ，危機を乗り越えることはできません．

　さらに，生育歴に問題があったり，大きな心理的ショックを受け，それが原因で不適応となり，日常生活が困難になった人には心理カウンセリングで心を癒す必要があります．そして，うつ病などで思考能力が著しく低下していたり，急性期の統合失調症や認知症などで従来の思考能力が機能していない人には，精神科の治療が優先されます（図7）．

　スキルという言葉を看護界でもよく使いますが，この言葉のもとの意味は「分

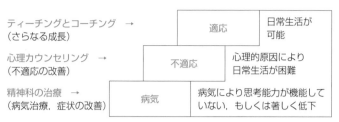

ティーチングとコーチング　→
（さらなる成長）

心理カウンセリング　→
（不適応の改善）

精神科の治療　→
（病気治療，症状の改善）

適応　　日常生活が可能

不適応　　心理的原因により日常生活が困難

病気　　病気により思考能力が機能していない，もしくは著しく低下

図7　心の健康状態と各アプローチ

ける」ということです．「ティーチングではだめで，コーチングじゃないといけない」とか「指示を出すのではなく，非指示的にかかわらなければならない」など，たびたび極端な考え方がブームになりますが，ブームに振り回されて特定の方法に心を奪われているようでは，素人と同じです．相手の状態や場面に応じてさまざまな方法を使い分けてこそ，プロフェッショナルなスキルになるのです．

Topics
9　ピラミッド組織から逆さまのピラミッドへ

1．ピラミッド組織の登場と普及

　近代的な軍隊組織として19世紀に現れた上意下達のピラミッド組織は，20世紀に入ると生産現場でも，ベルトコンベアとともに導入されるようになった．そして，やがて施設や役所や大学など，他の多くの職場にも広がっていった．

　ベルトコンベアによる大量規格生産の現場では，指示通り・マニュアル通りに働くことが求められる．勝手に創意・工夫を凝らせば，不良品が続出してしまうからである．そのために，ピラミッド組織のもとでスタッフを束ねて，指示通りに動かすリーダーが，生産現場では求められた．

2．権限移譲と目標管理とコーチング

　20世紀の終わりになると，先進国では工業中心からサービス業中心へと，産業構造が変化した．サービス業で指示通り・マニュアル通りにしか働かなければ，安かろう・悪かろうのサービスしか提供できない．1人ひとりの利用者に合ったベストなサービスをスタッフが自ら考えないと，質の高いサービスは提供できない．こうして，指示待ちスタッフが非難されるようになり，自立したスタッフが求められるようになった．

スタッフに自立してもらうためには、それまで管理職などのリーダーが握っていた決定権を、スタッフに権限移譲しなければならない。そして、スタッフ自身が目標を立てて計画し、実行したうえで評価するという目標の自己管理を行い、それをリーダーは指示や業務命令ではなく、コーチングによってサポートすることになる。

3. 逆さまのピラミッドの登場

そうすると、従来のピラミッド組織では不都合である。大勢のスタッフをリーダーに依存させて、指示通りに動かすのがピラミッド組織だったからである。そこで、20世紀の終わりに、質の高いサービスを提供するための21世紀型の組織として、逆さまのピラミッドが提唱されるようになった（Albrecht K. 1988）。

一番上に位置づけられた利用者の下には、サービスを提供するスタッフが位置づけられて、さらにその下にスタッフをサポートするリーダーが位置づけられる。権限移譲されたスタッフが目標の自己管理をして、それを管理職などのリーダーがコーチングでサポートすれば、ピラミッド組織は逆さまのピラミッドへと組織改革される。

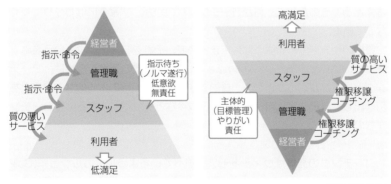

（諏訪茂樹 2007）

4. サーバント・リーダーシップ論

「逆さまのピラミッド」に大きな影響を与えたと思われるのが、それに先立ち提唱されていたサーバント・リーダーシップ論である（Greenleaf P. K. 2002）。サーバントとは奉仕者のことであるが、召使いのようにスタッフの言いなりになるのではない。職場の目的である社会的使命（理念）の実現に導くために、スタッフの目標達成に奉仕するのがサーバント・リーダーの役割である。

ピラミッド組織においてしばしばみられた利己的で強権的なリーダーに対する批判から，サーバント・リーダーシップ論も生まれてきた．強権が有効なのは強権が発動されている間だけであり，強権がなくなると一気に機能しなくなる．スタッフの思いに耳を傾けながら話し合い，スタッフの主体的な意欲を引き出すことこそが，持続的な成果を生み出すのである．

^{Topics}
10　コーチングの原点

1．錯綜するコーチング

コーチングの発展と普及を担ってきたのは主にビジネス界の人たちであり，心理学や教育学などの学者はほとんど関与していない．そのために，コーチングは精力的に各分野へと導入されたが，その反面，コーチングの学術的定義は極めて不十分であり，傾聴，承認，ほめること，タイプ別接し方など，効果的な指導法やコミュニケーションのすべてをコーチングとして扱う傾向さえある．そのために，何がコーチングなのかが，学習者にはわかりにくくなっている．

質問の仕方を今あるような形にまとめて，それをコーチングという名称で呼んだのはウィットモア（Whitmore J.）である．彼の著書を読めば，コーチングとは何かが明らかとなる．質問をすることで相手の本能的な学習能力を引き出し，自己決定，自己解決，自己成長などをサポートするのがコーチングなのである．

2．スポーツ界が発祥の地

コーチングの発端はウィットモアも述べているように，ガルウェイ（Gallwey W. T.）がテニスプレーヤーを養成するために，20世紀後半に注目したインナーゲームである．

インナーゲームとは選手自身の内面で行われるゲームのことであり，それは本能的に学習し，成長しようとする自分（Self 2）と，その自分に指示・命令をして妨害する自分（Self 1）との間で繰り広げられる．指示・命令をする自分をいかに抑えるかが，自分の本能的な能力を引き出す鍵となる．

このインナーゲームの考えはゴルファーやスキーヤーなど，他のさまざまなスポーツ選手の養成にも，やがて応用されることとなった．

3. インナーコミュニケーションから対人コミュニケーションへ

　指示・命令をする自分は口うるさい上司に似ているとガルウェイも述べているが，この内面で繰り広げられるインナーゲームを，ウィットモアはアウターの対人コミュニケーションに置き換えたのである（下の図を参照）．つまり，自分の内面で Self 1 が Self 2 に指示・命令を出して，本能的な能力の発揮を妨害する状態を，リーダーの指示・命令がフォロワーの成長を妨げている状態になぞらえた．そして，指示・命令をする代わりに「どうするのがいいと思いますか」とか「あなたはどうしたいのですか」などと質問をして，答えを考えさせることで本能的な学習能力を引き出そうとした．そのために，一連の質問の流れを整理して，それをコーチングと呼んだのである．

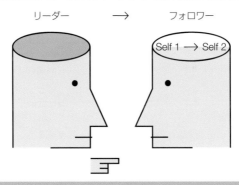

▶ チームワークのための場面対応モデル

患者中心のチーム医療

　ティーチングとコーチングをうまく使い分けながら，自立して目標管理ができるジェネラリストやスペシャリストを増やしていけば，やがて単純労働者を束ねるピラミッド組織は不要となり，専門家集団にふさわしい逆さまのピラミッドへと組織改革されることになります．そして，看護師の組織だけではなく，看護師と共に働く各職種も，ピラミッド組織から逆さまのピラミッドへと移行すると，患者中心のチーム医療が実現されます（図 8）．なぜならば，自立した各職種が同じ職場の理念を共有しながら，それぞれの強みと責任を最大限に発揮し，患者の健康を実現するために行うのが医療職にとっての本来の目標管理であり，それは

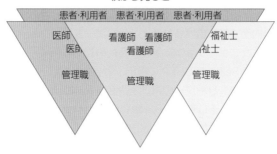

横から見ると

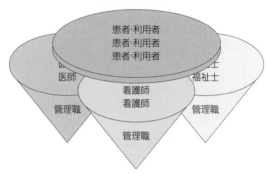

斜め上から見ると

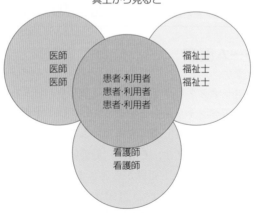

真上から見ると

図8　逆さまのピラミッドと患者・利用者中心のチーム医療

「チームワークを発揮させるためのマネジメントの原理」だからです（p5 Topics 2 参照）.

　ちなみに，目標管理の提唱者であるドラッカーは，チームについても次のように説明しています.

> 　チームとは，異なる技能，知識，背景をもつ人，しかも本来異なる分野に属しながら，特定の仕事を果たすためにともに働く人の集まりである．（中略）実際にチームを指揮する者は，仕事の段階や要求によって変わっていく．チームには上司も部下もいない．シニアとジュニアがいるだけである．
>
> （Drucker P. F. 1974. 邦訳 p.207）

　つまり，本来のチームとはさまざまな専門家の集まりであり，それぞれの専門性に基づく対等な関係から成り立っており，そこに上下関係はないのです．チームリーダーも職種によって決まるのではなく，仕事の内容によって決まります．たとえば医療チームで説明すると，手術の際には医師がリーダーとなり，術後の看護では看護師がリーダーとなり，退院する際の地域との調整ではソーシャルワーカーがリーダーになるのです.

　したがって，チームでは誰がリーダーになるにせよ，ほかのチームメンバーと連携しながらチームワークを実現するためのリーダーシップが，すべてのチームメンバーに求められることになります．それは，これまでに紹介してきたスタッフを育てるリーダーシップとは別のモデルであり，チームワークのためのリーダーシップとなります.

交流分析

　状況対応論の1つとして，発達対応モデルを紹介してきましたが，ここでもう1つ，チームワークのためのモデルを紹介しましょう．それは，看護界でもよく知られている交流分析に基づいており，リーダーに望まれるチームメンバーとの接し方を，場面ごとに説明する場面対応モデルです.

　交流分析とは，バーン（Berne, E.）の研究に始まる一連の分析理論とその応用の総称であり，そのうちの構造分析では，人間のパーソナリティ構造を，次の「5つの心」で説明します．5つの心とは，CP（批判的な親心），NP（養育的な親心），A（理性的な大人心），FC（自由な子ども心），それに AC（従順な子ども心）です

表5　5つの心の特徴

CP 批判的な親心	責任感が強い，理想や信念をもっている，厳しい，批判的
NP 養育的な親心	養育的，保護的，受容的，優しい，甘やかし，おせっかい
A 理性的な大人心	理性的，客観的，分析的，冷静，理屈っぽい，冷淡
FC 自由な子ども心	元気，陽気，創造的，自由奔放，衝動的，わがまま
AC 従順な子ども心	従順，素直，遠慮がち，人見知り，消極的，依存的

（表5）．

　CP（批判的な親心）の特徴は，「責任感が強い，理想や信念をもっている，厳しい，批判的」などの言葉で説明されます．昔よくいた「堅固おやじ」のような側面ですが，もちろん女性にもこの側面はあります．

　NP（養育的な親心）の特徴は，「養育的，保護的，受容的，優しい，甘やかし，おせっかい」などの言葉で説明されます．優しいお母さんのような側面ですが，もちろん男性にもこの側面はあります．

　A（理性的な大人心）の特徴は，「理性的，客観的，分析的，冷静，理屈っぽい，冷淡」などの言葉で説明されます．冷静で知的な大人の側面であり，学習を積み重ねることによって形成・強化されます．

　FC（自由な子ども心）の特徴は，「元気，陽気，創造的，自由奔放，衝動的，わがまま」などの言葉で説明されます．元気でやんちゃな子どもの側面ですが，もちろん大人にもこの側面はあります．

　AC（従順な子ども心）の特徴は，「従順，素直，遠慮がち，人見知り，消極的，依存的」などの言葉で説明されます．人見知りをするおとなしい子どもの側面ですが，FCと同様に大人にもみられる側面です．

　これら5つの心を測定するために，いくつかのスケールも開発されており，測定の結果を折れ線グラフで表したものを，エゴグラムといいます（Questions 4）．また，これら5つのどの心で，お互いに接しているのかを説明するのが，交流パターン分析と呼ばれる手法です．

あなたのエゴグラムは?

1. 次の各項目について，日ごろのご自身を振り返り，当てはまるものに
   ○，どちらでもないものに△，当てはまらないものに×をつけてください.
2. ○を2点，△を1点，×を0点として，5つの部分の合計点を出してください.

C P	人の言葉をさえぎって，自分の考えを述べることがありますか		**合計**
	他人を厳しく非難するほうですか		
	待ち合わせの時間を厳守しますか		
	理想をもって，その実現に努力しますか		
	社会の規則・倫理・道徳などを重視しますか		
	責任感を強く人に要求しますか		
	小さな不正でも，いい加減にしないほうですか		**点**
	子どもや部下(弟妹や後輩)を厳しく教育しますか		
	権利を主張する前に，義務を果たしますか		
	「〜するべきだ」「〜しなければならない」という言い方をよくしますか		
N P	他人に対して，思いやりの気持ちが強いほうですか		**合計**
	人としての温かさを重視しますか		
	相手の長所によく気がつくほうですか		
	他人から頼まれたら嫌とは言えないほうですか		
	他人や子どもの世話をするのが好きですか		
	融通がきくほうですか		
	子どもや部下(弟妹や後輩)の失敗に寛大ですか		**点**
	相手の話に耳を傾け，共感するほうですか		
	料理・掃除・洗濯などが好きなほうですか		
	ボランティアなどに参加することが好きなほうですか		

	質問		合計
A	損得まで考えて，行動するほうですか		合計
	会話で感情的になることは少ないですか		
	物事を分析的によく考えてから，決めますか		
	他人の意見は賛否両論をよく聴き，参考にしますか		
	何事も事実に基づいて，判断しますか		
	情緒的というより，むしろ理論的なほうですか		
	物事の決断を苦労せずに，素早くできますか		点
	能率的にテキパキと，仕事や勉強を片づけていくほうですか		
	先（将来）のことを冷静に予測して，行動しますか		
	身体の調子が悪いときは，慎重になって無理を避けますか		
FC	自分をわがままだと思いますか		合計
	好奇心が強いほうですか		
	娯楽や食べ物などを満足するまで求めますか		
	言いたいことを遠慮なく，言ってしまうほうですか		
	ほしいものは手に入れないと，気がすまないほうですか		
	「わあー」「すごい」「へえー」などと，感嘆詞をよく使いますか		
	直感で判断するほうですか		点
	調子に乗ると度を越し，はめを外してしまうほうですか		
	怒りっぽいほうですか		
	涙もろいほうですか		
AC	思っていることを口に出せないほうですか		合計
	人から気に入られたいと思いますか		
	遠慮がちで消極的なほうですか		
	自分の考えを通すより，妥協することが多いですか		
	他人の顔色や言うことが，気になりますか		
	つらいときには我慢してしまうほうですか		
	他人の期待に応えようと，過剰な努力をしますか		点
	感情を抑えてしまうほうですか		
	劣等感が強いほうですか		
	現在「自分らしい自分，本当の自分」から離れているように思いますか		

（岩井浩一他 1978 より）

3. 5つの心(CP, NP, A, FC, AC)の各合計点を，次の点線と実線が交わる
　ところに書き移して，折れ線グラフを作ってください．

エゴグラム

	CP	NP	A	FC	AC
19					
17					
15					
13					
11					
9					
7					
5					
3					
1					

場面に応じたかかわり方

　筆者は交流パターン分析からヒントを得て，交流分析に基づく場面対応モデルを提案しています．それは，CP, NP, A, FC, AC の5つの心を組み合わせることで，各場面にふさわしいリーダーとフォロワーの関係を説明するものです．

　まず，危機対処時には，リーダーが CP を前面に出して，厳格な態度で臨み，それに対してフォロワーは，AC で従順に応えることが必要でしょう．また，会議のときには，リーダーとフォロワーが互いに A を出さないと，合理的な話し合いは望めません．危機対処時でも会議でもない通常のときには，リーダーが NP を出して養育的となり，フォロワーの明るく元気な FC を引き出すのがよいでしょう．そして，仕事を離れた遊びのときには，立場に関係なく互いに FC を出すと，楽しくなるのです(図9)．

　ついでに，ふさわしくない関係も説明しておきましょう．まず，CP と FC は，ちょうど頑固おやじとわがまま娘のように，抑圧と反抗の関係になりがちです．NP と AC は，まるで過保護な母親とマザコンの息子のように，甘やかしと依存の関係になりがちです．CP と CP は相互批判の関係に陥りやすく，同じ集団に

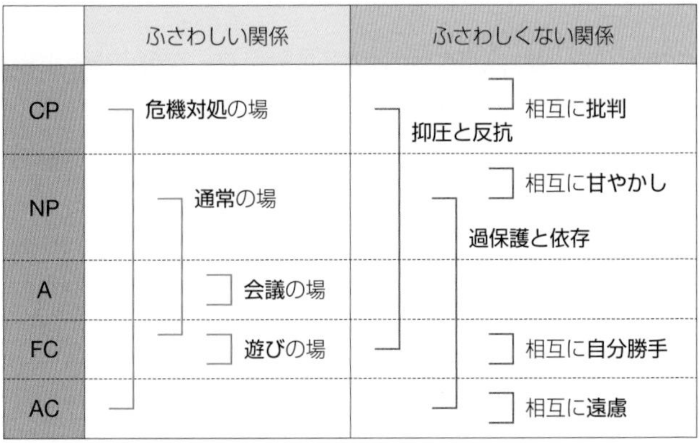

	ふさわしい関係	ふさわしくない関係
CP	危機対処の場	相互に批判
		抑圧と反抗
NP	通常の場	相互に甘やかし
		過保護と依存
A	会議の場	
FC	遊びの場	相互に自分勝手
AC		相互に遠慮

図9　各場面に応じたリーダーとフォロワーの関係

CP の強い人が 2 人いると，たびたび権力闘争が生じます．NP と NP は相互に甘やかしの関係になり，互いに「しょうがないわね」と慰め合うだけで，改革や成長を望めなくなることもあります．FC と FC は遊びのときには有効ですが，楽しいだけで終わってしまい，仕事や勉強では無効になることもあります．最後に，AC と AC は相互依存の関係になりやすく，互いに遠慮しあって先に進めないことがあります．

　そうすると，CP, NP, A, FC, AC の 5 つの心は，どれも必要になり，各場面に応じてうまく出し入れすることが望まれるのです．もしもどれかが不足すると，いざそれが必要になったときに，「ない袖は振れぬ」ということになります．

　ただし，5 つの心のうちのどれかが自分に不足していたとしても，その心の強い人にリーダー役を担ってもらい，自分はフォロワー役に回れば問題ありません．たとえば危機対処時に，自分は CP が弱かったとしても，CP の強い人にリーダーになってもらい，自分はフォロワーとなって AC で臨めば，危機は乗り越えられるのです．

　すべての場面で自分がリーダーになろうとすると，ハードルが高くなります．それとは逆に，それぞれの得手・不得手に応じて，場面ごとにリーダー役とフォロワー役を決めれば，それぞれの強みを活かすことになり，強いチームづくりにもつながるのです．

● 危機対処での CP と AC

　災害や手術などの危機対処時には，リーダーが CP（批判的な親心）を前面に出して，厳格な態度でテキパキと指示を出さなければなりません．それに対してフォロワーは AC（従順な子ども心）を前面に出して，従順な態度で指示に応じることがどうしても必要になるのです．

　危機対処時に互いに顔を見合わせているだけで，誰もリーダーシップを発揮しないという事態は，ぜひとも避けなければなりません．顔を見合わせているだけでは，危機を乗り越えられないどころか，問題をいっそう悪化させてしまうことにもなるのです．

　また，危機対処時にリーダーは，1 人で十分です．複数のリーダーが現れると指揮系統が乱れてしまいます．そして，フォロワーは誰の指示に従えばよいのかわからなくなってしまい，「船頭多くして船山に登る」という事態にもなりかねないのです．

　トレーニング編で紹介する「ブラインド・ワークⅡ」（p134）は，危機場面のリーダーとフォロワーの関係を築くトレーニングです．看護師の研修でブラインド・ワークⅡを実施すると，たびたび意外な光景を目にします．看護師を所属先別にグループ分けすると，救命センターや手術室の看護師たちだけでは誰もリーダーシップを発揮せずに課題を達成できないことが時々あるのです．救命センターや手術室では，日常的に危機に対処しているはずです．しかし，そこで主にリーダー役を担っているのは医師であり，もっぱらフォロワー役の看護師だけが集まっても，危機にうまく対応できないのかもしれません．

● 会議での A と A

　危機対処時のリーダーやフォロワーの行動に何か問題があり，話し合う必要が出た場合は，会議を開きます．会議では，危機対処時と同じ CP と AC で話し合っても，活発な話し合いには至らないため，リーダーが率先して A（理性的な大人心）で臨み，フォロワーの A を引き出す必要があります．

　会議のときにまで CP で臨むリーダーがいると，フォロワーは A を出しにくくなり，AC を出して遠慮してしまうことになります．そして，合理的な話し合いができなくなることから，フォロワーは会議嫌いになってしまうのです．

　合理的な話し合いには，本当の A が必要です．ところが，実際の会議では，しばしば仮性の A が現れて，おかしな結論に至ることがあります．仮性の A と

は，一見して，もっともらしいことを言っているようでも，実は背後に別の心が潜んでいる状態です．たとえば，背後に CP が潜んでいて「生意気だ」と思っていたり，あるいは，背後に FC が潜んでいて「冗談じゃないわよ」と反発していたりするのです．

このような仮性の A で話し合っていると，自分の意見を変えざるを得ないときに，素直に変えられなくなってしまいます．それに対して，本当の A で話し合っていれば，不快感を伴うことなく，自分の意見を変えられるのです（p59，Topics 11 参照）．

● 通常での NP と FC

危機対処でも会議でもない通常のときには，リーダーはフォロワーに対して，NP（養育的な親心）で臨めばよいでしょう．リーダーが養育的な態度で臨むことで，フォロワーの明るく元気な側面，つまり FC（自由な子ども心）のよい面を引き出すのです．そうすれば，フォロワーはのびのびと行動することができますし，自然に楽しく仕事に取り組めます．

日ごろから CP や A で接する習慣が身についている人には，この NP で臨むリーダーシップが難しいようです．トレーニング編で紹介する「ブレーンストーミング」（p139）は，NP と FC の関係を作るトレーニングですが，日ごろの癖で CP や A を出してしまい，なかなか成果をあげられない人もいます．

フォロワーが持ち前の能力を十分に発揮するためには，リラックスした気持ちが必要です．ところが，通常時にまでリーダーが CP を出してしまうと，フォロワーは気持ちが萎縮してしまい，いつもならできることも，できなくなってしまうのです．

また，通常時にまでリーダーが A で臨むと，フォロワーも A を出さざるを得なくなります．もちろん，会議や学習の場面であれば，それでもよいのですが，常に A が前面に出てしまうと，いきいきとした自然な動きを抑制することにもなるのです．

● 遊びでの FC と FC

最後に，遊びのときにはいうまでもなく，互いの仕事上の立場をわきに置き，皆で FC（自由な子ども心）を出すと楽しくなります．したがって，リーダーは率先して FC を出して，フォロワーの FC を引き出すのがよいでしょう．

　遊びのときにまで CP で臨むリーダーがいると，フォロワーは AC を出さざるを得なくなり，せっかくの遊びが単なる苦痛な体験になってしまいます．また，A で臨むリーダーがいると，フォロワーも A を出さざるを得なくなり，場がしらけてしまうのです．

　職場単位で仕事を離れて遊ばなくなり，しかもコンピューターによって情報の流れが効率化されると，仕事以外の雑談をする機会が減少します．そうすると，人と人との関係というよりも，歯車と歯車との関係のようになってしまい，スタッフに不満が蓄積するようです．そこで，互いの FC によるコミュニケーションを求めて，仕事を離れたオフ・サイト・ミーティングや飲み会による「ノミニケーション」が，いま改めて注目されています．

---

^{Topics}
11　嫌いな人の意見だから反対？

1. 組織内にある二重の人間関係

　組織内の人間関係には，フォーマルな関係とインフォーマルな関係という二重の関係がある．フォーマルな関係とは地位−役割に基づく人間関係であり，インフォーマルな関係とは感情に基づく人間関係のことをいう．

2. 感情に基づく関係の影響

　地位−役割関係にばかり注意を払って，感情的な関係に目をつぶっていると，やがて感情的な関係が地位−役割関係に悪影響を及ぼして，集団を機能不全に陥れることにもなりかねない．その一例が，「嫌いな人が出した意見だから反対する」という行動である．このようなことは，あってはならないはずなのに，決してめずらしくない．

3. ソシオメトリー

　組織内の感情に基づく関係を把握する方法として，モレノ（Moreno J. L. 1936）が考案したソシオメトリーがある．この方法では，メンバーの感情的な相互作用に着目して，それを矢印によって図式化すること（ソシオグラム）で，組織内のインフォーマルな関係を一目でわかるようにする．次の一例では，師長と主任と 7 人のスタッフというとフォーマルグループとしては 1 つであるが，感情的に対立する 2 つのグループがあることがわかる．この感情的な対立がフォーマルな関係に悪影響を及ぼしていることが，容易に想像できる．

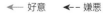

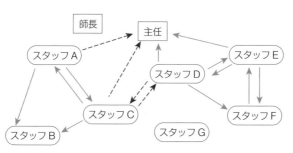

フォロワーから見たあなた（リーダー）のエゴグラムは？

あなた（リーダー）の氏名＿＿＿＿＿＿＿＿＿＿＿

氏名の欄に署名のある人の性格を，どのように思いますか．次の各項目について，当てはまる（○），どちらでもない（△），当てはまらない（×）のいずれかで答えてください．

○は２点，△は１点，×は０点として，５つの部分の合計点を求めてください．

			合計点
C P	氏名欄に署名のある人は，人の言葉をさえぎって，自分の考えを述べることがありますか		
	他人を厳しく批判するほうですか		
	待ち合わせの時間を厳守しますか		
	理想をもって，その実現に努力しますか		
	社会の規則・倫理・道徳などを重視しますか		
	責任感を強く人に要求しますか		
	小さな不正でも，うやむやにしないほうですか		
	後輩を厳しく教育しますか		
	権利を主張する前に，義務を果たしますか		
	「〜するべきだ」「〜ねばならない」という言い方をよくしますか		

N P	氏名欄に署名のある人は，人に対して思いやりの気持ちが強いほうですか	合計点
	義理と人情を重視しますか	
	人の長所によく気がつくほうですか	
	人から頼まれたら嫌とは言えないほうですか	
	人や子どもの世話をするのが好きですか	
	融通がきくほうですか	
	後輩の失敗に寛大ですか	
	人の話に耳を傾け，共感するほうですか	
	料理・掃除・洗濯などが好きなほうですか	
	社会奉仕的な仕事に参加することが好きですか	
A	氏名欄に署名のある人は，損得まで考えて行動するほうですか	合計点
	会話で感情的になることは少ないですか	
	物事を分析的によく考えてから，決めますか	
	人の意見は賛否両論を聞き，参考にしますか	
	何事も事実に基づいて，判断しますか	
	情緒的というより，むしろ理論的なほうですか	
	物事の決断を苦労せずに，素早くできますか	
	能率的にテキパキと，仕事を片づけていくほうですか	
	先（将来）のことを冷静に予測して，行動しますか	
	身体の調子が悪いときは，自重して無理を避けますか	
F C	氏名欄に署名のある人は，わがままですか	合計点
	好奇心が強いほうですか	
	娯楽や食べ物などを満足するまで求めますか	
	言いたいことを遠慮なく，言ってしまうほうですか	
	ほしいものは手に入れないと，気がすまないほうですか	
	「わあー」「すごい」「へえー」などと，感嘆詞をよく使いますか	
	直感で判断するほうですか	
	調子に乗ると度を越し，はめを外してしまいますか	
	怒りっぽいほうですか	
	涙もろいほうですか	

		合計点
A C	氏名欄に署名のある人は，思っていることを口に出せないほうですか	
	人から気に入られようとしますか	
	遠慮がちで消極的なほうですか	
	自分の考えを通すより，妥協することが多いですか	
	人の顔色や言うことを，気にしますか	
	つらいときには我慢してしまうほうですか	
	人の期待にそうよう過剰な努力をしますか	
	感情を抑えてしまうほうですか	
	劣等感が強いほうですか	
	現在，本当の姿から離れているように思いますか	

※岩井・石川ら1978をもとに一部書き換え．「氏名欄に署名のある人は」という表現を「あなたの上司は」に変えて，2001年に285名の看護師を対象にして筆者が確認した信頼性係数は，CPが$\alpha=0.6671$，NPが$\alpha=0.8620$，Aが$\alpha=0.6933$，FCが$\alpha=0.7496$，ACが$\alpha=0.7293$であった．

　5つの心(CP, NP, A, FC, AC)の各合計点を，次の点線と実線が交わるところに書き移して，折れ線グラフを作ってください．

	CP	NP	A	FC	AC
19					
17					
15					
13					
11					
9					
7					
5					
3					
1					

II

トレーニング編

リーダーシップの
体験学習

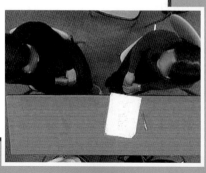

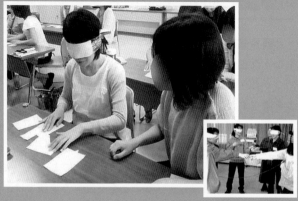

1 ｜ リーダーシップ研修の実際

▶ リーダーシップ学習の重要性

　職場によっても異なるでしょうが，看護の現場では早ければ就職して2年目から，新人の指導に当たることになります．さらに，その後も実習指導者として看護学生の指導に当たったり，チームリーダーとしての業務を担ったりと，看護界では主任や師長にならずともスタッフのときからリーダーシップが求められます．

　また，リーダーシップを「目的を実現するために目標を設定し，目標を達成するために個人や集団に影響を及ぼすこと」(p3)と定義すると，実は看護行為そのものがリーダーシップであるといえます．つまり，「患者の健康の回復」という目的を実現するために，1人ひとりの看護師が患者や医療チームに対して働きかけるのであり，そうするとすべての看護師が就職して1年目から，リーダーシップを発揮することになるのです．

　このように看護界では管理職のみならず，スタッフ1人ひとりにまでリーダーシップが求められます．したがって，リーダーシップの学習は看護師の学習において必修であり，欠かすことのできないテーマだといえます．

▶ 意識と行動を変化させる体験学習

　看護界ではリーダーシップが極めて実践的なテーマとなります．そうすると，単なる教養としてリーダーシップを学ぶのではなく，実際にリーダーシップが身につくように学習しなければなりません．つまり，学習することによって単に知識を増やすだけではなく，意識と行動も変化しなければならないのです．

　グループダイナミクスの創始者であるレヴィン(Lewin, K.)は，行動が変化するための学習法として，集団的な体験学習法が有効であることを，すでに1943年の時点で明らかにしています．レヴィンによると，深刻な食糧不足の時代のアメリカで，牛の内臓も食べることを奨励する講演では，参加者の3%にしか食行

動に変化がみられませんでした．それに対して，集団討議の後に各自が目標を自己決定して，それを発表する集団決定法では，参加者の32%に変化が現れたということです．

また，質問の仕方を今あるような形にまとめて，それにコーチングという名称を付けたウィットモア（Whitmore, J.）は，実際にやってみることの大切さを紹介しています．ウィットモアによると，簡単な作業手順について説明を受けただけの人で，3か月後にその作業を実践できたのはたったの10%でした．それに対して，目の前で実演してもらい，それを観察した人では32%となり，さらに自分でも実際にやってみる予行演習を体験した人では65%だったということです．

講演や講義を聴いたり，本を読んだりするだけでは，行動は変化しにくいのです．リーダーシップも受動的な座学だけで身につくものではなく，体験を通して自らが主体的に学ぶアクティブラーニングにより，はじめて手にすることができるのだといえます．

本編ではリーダーシップの体験学習を扱い，その具体的な方法をトレーニングとして紹介します．ここで紹介するトレーニングは，筆者が担当する研修で実際に取り入れているものばかりです．しかも，一連のトレーニングからなる学習プログラムは，その効果がすでに確かめられています（p70〜73参照）．

▶ 振り返りと気づき

トレーニングでは何よりも，参加者自身の体験を重視します．まずはやってみて，その後に体験したことを率直に振り返りながら，「もっとうまくやるにはどうすればよいか」を考えます．その振り返りの過程で得られる「気づき」が次の行動にいかされるのです．

1人の力では限界がありますので，各自で振り返った後に，ペアやグループで気づきを分かち合うとよいでしょう．そうすると，たくさんの気づきが得られます．それらを各自が取捨選択して，「次はこうしよう」と自己決定します．自己決定したことは，ペアの相手やグループメンバーに発表し，もう一度同じ課題に取り組んでみると，1回目よりも2回目のほうがうまくできるようになるのです（図10）．本編で紹介する各種トレーニングは，その多くが二度行うことで1回目の成果と2回目の成果とを比較できるようになっています．

深い気づきが得られるほど，参加者たちの行動変容は確かなものになります．

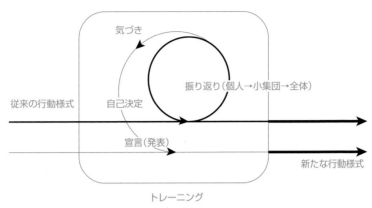

図10　気づきによる行動変容

したがって，振り返りの過程は省略することなく十分に行わなければなりません．そもそも気づきは参加者自身の主体的な行為であり，だからこそ高い学習効果が得られるのです．主体的な気づきを実現するためにも，「あなたはこうだから，ああしなさい」という教育担当者からの指示は，極力避けるべきです．

　ただし，体験への動機づけを行い，主体的な気づきを容易にするために，必要最小限の座学（ミニレクチャー）は避けられません．要点だけの短い座学を体験の前後に取り入れることで学習効果がいっそう高まります．

　本編では各トレーニングの最初に，動機づけのための要点を「ねらい」として短く紹介しています．さらに，最後の「補足」によって振り返りと気づきをうながします．一連のトレーニングは各々が理論的に結びついており，しかも浅いレベルのものから始まって徐々にレベルを深めていきます．したがって，参加者たちの心理的な抵抗は少なく，トレーニングは自然な楽しい学習体験となるでしょう．

研修の企画

　リーダーシップの体験学習は短時間の学習を何日かに分けて行うよりも，1～2日で集中的に行ったほうが高い学習効果を得られます．やむを得ず何日かに分けて行う場合でも，学習と学習との間隔（日数）が空きすぎないようにスケジュールを組むことが望まれます．ここで集中的な体験学習のプログラムを紹介しましょう．

　新人指導者やスタッフ育成担当者，それに実習指導者のためのリーダーシップ研修では，理論編で紹介した「発達対応モデル」（p31）に則したプログラムが効果的でしょう（表6, 7）．なぜならば，新人指導者やスタッフ育成担当者がリーダーになるとき，フォロワーとなるスタッフや実習生は1人であることが多く，たとえ複数であっても基本的には1対1の関係でフォロワーの成長にかかわるからです．

　他方で，看護部長，師長・主任，チームリーダーなどは，1人ひとりのスタッフに働きかけるだけではなく，担当の看護集団全体へも働きかけます．また，スタッフの看護師も，患者中心のチーム医療を実現するために，多職種からなるチーム全体に働きかけることになります．そうすると，1対1の関係でのリーダーシップと同時に，集団に対するリーダーシップも求められるのです．したがって，理論編で紹介した「チームワークのための場面対応モデル」（p49）に則したプログラムも，あわせて必要になります（表8, 9）．

　それぞれのプログラムは，1日研修と2日研修のどちらでも実施することが可能です．ただし，2日研修のほうが時間的に余裕があり，その分，高い学習効果

表6　発達対応モデルに基づくトレーニング（1日研修）

9：00	動機づけのためのミニレクチャー モデルの理解を深めるグループワーク 「発達対応モデルとは」（p31） 「あなたが必要としたのは？」（p36）	オンライン可
10：20	休憩	
10：30	指示（積極的ティーチング）について学ぶ体験学習 「ブラインド・ワークⅠ」（p76）	
12：00	昼休み	
13：00	助言（消極的ティーチング）について学ぶ体験学習 「アドバイザー・トレーニング」（p81）	
14：00	休憩	
14：10	支持（コーチング）について学ぶ体験学習Ⅰ 「うなずき・相づち・繰り返しトレーニング」（p95） 「要約トレーニング」（p98）	オンライン可
15：10	休憩	
15：20	支持（コーチング）について学ぶ体験学習Ⅱ 「質問トレーニング」（p104）	オンライン可
16：20	終了	

表7　発達対応モデルに基づくトレーニング（2日研修）

〈1日目〉

13：00	動機づけのためのミニレクチャーⅠ 「発達対応モデルとは」(p31)	オンライン可
13：30	モデルの理解を深めるグループワーク 「あなたが必要としたのは？」(p36)	オンライン可
14：20	休憩	
14：30	指示（積極的ティーチング）について学ぶ体験学習 「ブラインド・ワークⅠ」(p76)	
16：00	休憩	
16：10	助言（消極的ティーチング）について学ぶ体験学習 「アドバイザー・トレーニング」(p81)	
17：10	終了	

〈2日目〉

9：00	動機づけのためのミニレクチャーⅡ 「ピラミッド組織から逆さまのピラミッドへ」(p46)	オンライン可
9：30	支持（コーチング）について学ぶ体験学習Ⅰ 「サイレント・トーク」(p87) 「価値交流学習」(p90)	オンライン可
10：30	休憩	
10：40	支持（コーチング）について学ぶ体験学習Ⅱ 「うなずき・相づち・繰り返しトレーニング」(p95) 「要約トレーニング」(p98) 「共感トレーニング」(p101)	オンライン可
12：10	昼休み	
13：10	支持（コーチング）について学ぶ体験学習Ⅲ 「質問トレーニング」(p104)	オンライン可
14：10	休憩	
14：20	支持（コーチング）について学ぶ体験学習Ⅳ 「プロセス・レコードによるグループワーク」(p110)	オンライン可
15：20	終了	

が期待できるでしょう．もしも両方のプログラムをあわせて実施するのであれば，少なくとも2日間が必要になります．

　研修会場は会議室や教室が一般的ですが，体験学習を実施するためには，定員数が参加者数の1.5倍以上の会場が必要です．つまり，参加者数が20名であれ

表8　場面対応モデルに基づくトレーニング（1日研修）

9：00	動機づけのためのミニレクチャー　〔オンライン可〕 「あなたのエゴグラムは？」(p53) 「場面対応モデルとは」(p118)
9：50	休憩
10：00	チームワークについて学ぶ体験学習 「協力ゲーム」(p120)
10：50	休憩
11：00	会議時の関係を学ぶ体験学習　〔オンライン可〕 「カンファレンス・トレーニング」(p125)
12：30	昼休み
13：30	危機対処時の関係を学ぶ体験学習 「ブラインド・ワークⅡ」(p134)
15：00	休憩
15：10	通常時の関係を学ぶ体験学習　〔オンライン可〕 「ブレーン・ストーミング」(p139)
16：00	休憩
16：10	フォロワーから見た自分を学ぶ体験学習 「性格フィードバック」(p145)
17：00	終了

ば，定員数が30名以上の会場が望まれるのです．

　会場には大きめの白板（もしくは黒板）とワイヤレス・マイクのほかに，参加者の人数分のテーブルと椅子が必要です．テーブルと椅子が床に固定されている階段教室では，大半のトレーニングを体験できず，折り畳み式のテーブルが付いた椅子でも，いくつかのトレーニングを体験できなくなります．

　会場として望ましいのは，できるだけ職場から離れていることです．職場から離れるほど日ごろの業務を対象化しやすくなります．内線電話や施設内放送で業務連絡がしきりに入るようでは研修に集中することができません．やむを得ず職場内で実施する際には，研修に集中できるように配慮する必要があります．

　なお，近ごろではオンライン研修も頻繁に行われています．ZOOMのブレークアウトセッション（小部屋に分かれたミーティング）の機能を使えば，講義だけでなくペアやグループでの多くの体験学習も可能です．そこで，表6〜9では，オンラインでも可能なものに〔オンライン可〕と表記しました．

表9　場面対応モデルに基づくトレーニング（2日研修）

〈1日目〉

13：00	動機づけのためのミニレクチャーⅠ 「あなたのエゴグラムは？」(p53) 「場面対応モデルとは」(p118)	オンライン可
13：50	休憩	
14：00	チームワークについて学ぶ体験学習 「協力ゲーム」(p120)	
15：20	休憩	
15：30	会議時の関係を学ぶ体験学習 「カンファレンス・トレーニング」(p125)	オンライン可
17：00	終了	

〈2日目〉

9：00	動機づけのためのミニレクチャーⅡ 「好き嫌いの人間関係」(p59) 受容について学ぶ体験学習 「価値交流学習」(p90)	オンライン可
10：20	休憩	
10：30	危機対処時の関係を学ぶ体験学習 「ブラインド・ワークⅡ」(p134)	
12：00	昼休み	
13：00	通常時の関係を学ぶ体験学習 「ブレーン・ストーミング」(p139)	オンライン可
13：50	休憩	
14：00	フォロワーから見た自分を学ぶ体験学習 「性格フィードバック」(p145)	
15：00	終了	

▶ 学習効果の測定

　研修会では主催者から参加者に対して，研修への満足度を尋ねるアンケート用紙がたびたび配布されます．この種のアンケート調査は，次に研修を企画する際の参考になります．ただし，アンケート用紙の配布は研修前ではなく，研修終了後がよいでしょう．研修前に配布すると，研修途中の休憩時間などに記入されて

しまうことがよくあり，そうすると研修が正当に評価されないのです．

　また，参加者の満足度とは別に，参加者にみられる学習効果を把握することも大切です．参加者に生じた意識と行動の変化がわかれば，次の研修プログラムを考えるうえで参考になるからです．

　研修参加者の意識を把握するためには，たとえば，表10「リーダーシップへのあなたの思いは？」(p72)の質問が役立つでしょう．また，このトレーニング編で紹介する「フォロワーの満足度を知り，自分の接し方を改善するリーダーシップのフィードバック」(p114)や，「フォロワーから見たあなたのエゴグラムは？」(p60)を使って，参加者が担当するスタッフなどを対象にして調査を実施すれば，参加者のリーダーシップ行動を把握することができます．

　研修による学習効果を測定するためには，同じ内容のアンケート調査を，研修前と研修後の二度にわたって実施する必要があります．たとえば，表10「リーダーシップへのあなたの思いは？」を使って測定するのであれば，研修後のアンケート調査は研修直後よりも，研修が終了して1週間ほどが経過した時点のほうが，本来の効果を正確に把握できるでしょう．

　研修の前後に行った調査の結果を比較すれば，学習効果がわかります．研修の前後で参加者たちに変化がみられ，しかも，その変化が，研修以外は全く同じ条件の非参加者たちにみられる変化よりも大きければ，学習効果があったことになります．ただし，非参加者にまで二度にわたって同じ調査を行うのは困難であり，あくまでも理想といえるでしょう．

　筆者らがかつて担当した1泊2日の研修では，参加者のみを対象にして研修前後に調査を行いました．そして調査結果を比較したところ，参加者たちが抱く「リーダー」という言葉へのイメージと，リーダー役を担うことへの意欲とが，どちらもプラスに変化していました(図11, 12)．

表10　リーダーシップへのあなたの思いは？

Q1　あなたはリーダー役を担うことについて，どのように思っていますか．
　　あなたの気持ちを言い表しているものを，1〜5の中から1つ選び，○を
　　つけてお答えください．また，その理由も記述してください．

　　　1：ぜひとも避けたい　　　　2：できれば避けたい
　　　3：どちらでもない　　　　　4：できれば担いたい
　　　5：ぜひとも担いたい
　　その理由（　　　　　　　　　　　　　　　　　　　　）

Q2　あなたは「リーダー」という言葉を聞いて，どのようなイメージを抱き
　　ますか．次のa.〜m.の各項目について，あなたに当てはまる答えを1〜
　　5の中から1つ選び，数字に○をつけてください．

		とても	だいたい	どちらでもない	だいたい	とても	
a.	かたい	1・・・	2・・・	3・・・	4・・・	5	やわらかい
b.	重い	1・・・	2・・・	3・・・	4・・・	5	軽い
c.	遠い	1・・・	2・・・	3・・・	4・・・	5	近い
d.	冷たい	1・・・	2・・・	3・・・	4・・・	5	温かい
e.	頑固	1・・・	2・・・	3・・・	4・・・	5	ものわかりがよい
f.	難しい	1・・・	2・・・	3・・・	4・・・	5	簡単
g.	夢のような	1・・・	2・・・	3・・・	4・・・	5	現実的な
h.	親しみにくい	1・・・	2・・・	3・・・	4・・・	5	親しみやすい
i.	緊張	1・・・	2・・・	3・・・	4・・・	5	リラックス
j.	指示・命令	1・・・	2・・・	3・・・	4・・・	5	縁の下の力持ち
k.	非民主的	1・・・	2・・・	3・・・	4・・・	5	民主的
l.	感情的	1・・・	2・・・	3・・・	4・・・	5	理性的
m.	批判的	1・・・	2・・・	3・・・	4・・・	5	受容的

信頼性係数は，$\alpha = 0.8322$

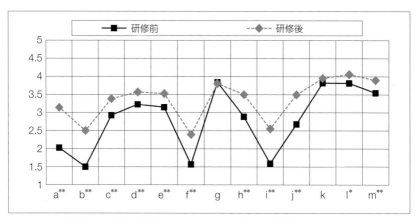

a．かたい1－5やわらかい　　　b．重い1－5軽い
c．遠い1－5近い　　　　　　　d．冷たい1－5温かい
e．頑固1－5ものわかりがよい　f．難しい1－5簡単
g．夢のような1－5現実的な　　h．親しみにくい1－5親しみやすい
i．緊張1－5リラックス　　　　j．指示・命令1－5縁の下の力持ち
k．非民主的1－5民主的　　　　l．感情的1－5理性的
m．批判的1－5受容的
（差の検定　*p＜0.05　**p＜0.01）

図 11　「リーダー」という言葉へのイメージの変化

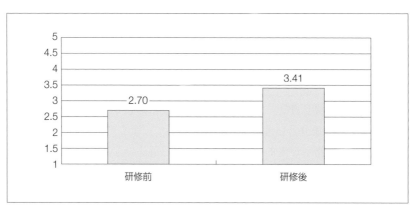

1．ぜひとも避けたい　2．できれば避けたい　3．どちらでもない
4．できれば担いたい　5．ぜひとも担いたい　（差の検定　p＜0.01）

図 12　リーダー役を担うことへの意欲の変化

※図11と図12のいずれも，S病院2年目スタッフ全員（n＝27）が参加した1泊2日（2001年6月）
の合宿研修において，その前（開始前）と後（終了1週間後）とに実施した調査結果の平均値であ
る．

2 | 発達対応モデルに基づくトレーニング

発達対応モデルとは

　誰かに指示・命令されて行動するよりも，自分の意思で主体的に行動するほうが，やりがいと責任を伴い，質の高いパフォーマンス(看護)につながります．すでに理論編で詳しく述べたように，発達対応モデルとはフォロワーの自立度に応じて，リーダーが4つの接し方を巧みに使い分けながら，最終的にフォロワーの自立を目指すというものです．

　4つの接し方とは，

1. フォロワーに「～しましょう」「～してください」と指図する指示(積極的ティーチング)
2. フォロワーの主体性・自律性をもう少し尊重しながら，「～してはいかがですか」「～してはどうですか」と提案する助言(消極的ティーチング)
3. フォロワーの主体性・自律性をさらに尊重しながら，本人の考えを引き出して「じゃあ，そうしましょう」と賛成する支持(コーチング)
4. フォロワーに任せて見守る非関与

です．

　これら4つの接し方は，フォロワーの自立度に応じて，うまく使い分ける必要があります．つまり，1.当面する問題について，全く自己解決できない依存のフォロワーには指示が望ましく，2.少しは自己解決できる半依存のフォロワーには助言が望ましく，3.おおよそ自己解決できる半自立のフォロワーには支持(コーチング)が望ましく，そして，4.完全に自己解決できる自立のフォロワーには非関与が望ましいのです(図13)．

　4つの接し方を使い分けながら，徐々に任せてよい問題を増やしていき，最終的にはフォロワーに自立してもらうことが望まれます．任せてよい問題にまで細かく指示を出して，フォロワーの主体性(やる気)をそいでしまったり，任せられない問題を放任(放置)して，取り返しのつかない事態を招いてしまうことは，避

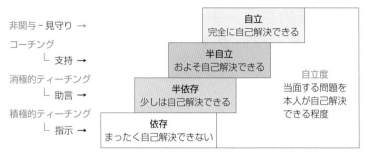

図13　フォロワーの自立度に応じた接し方（図6再掲）

けなければなりません.

　Questions 3 の「あなたが必要としたのは？」(p36)に取り組むことで，4つの接し方とフォロワーの状態との対応関係を具体的にイメージすることができます. そのうえで，指示について学ぶ「ブラインド・ワーク」や助言について学ぶ「アドバイザー・トレーニング」，さらには支持(コーチング)について学ぶ一連の体験学習に取り組めば，自立に向けてフォロワーを育てていくリーダーシップが身につくでしょう.

指示（積極的ティーチング）について学ぶ
ブラインド・ワークⅠ

1) ねらい

　本人に任せてよい問題にまで細かく指示を出して，本人の主体性（やる気）をそいではなりません．しかし，本人に任せられない問題まで放置（放任）してしまい，取り返しのつかない事態を招くことも，避けなければなりません．

　解決が急がれる問題を抱えており，しかも，その問題を全く自己解決できない依存のフォロワーには，指示を出さざるを得ないでしょう．「〜しましょう」「〜してください」と指図することにより，早期の解決をはかり，事態の悪化を回避するのです．

　同じ内容の指示でも，指示の出し方によっては，問題解決に有効に働いたり，無効になったりすることがあります．フォロワーに対して指示を出す際には，注意しなければならない点がいくつかあるのです．

　ここに紹介するブラインド・ワークⅠは，効果的な指示の方法を学ぶ体験学習です．まずは，2人一組になり，相手に目隠しをしてもらいます．そうすると，相手は依存状態となり，作業を遂行するためには，自分の的確な指示が必要になるのです．言葉だけで指示を出しながら，5分間の作業に取り組んでもらいます．5分が経過したところで役割を交代し，今度は自分が目隠しをして，相手に指示を出してもらいます．一通り終えたところで体験を振り返り，効果的な指示の条件を話し合います．

2) 人数・時間

　2人一組で体験するために，最低でも2名の参加者は必要です．偶数人数であれば，基本的には何人でも同時に体験することができます．

　2人一組となって課題を理解し，準備をしたうえで，2人とも5分間の目隠し作業を体験するのに，30分は必要になります．そして，体験の振り返りと自己決定に30分を費やすとして，もう一度，2人が目隠しの作業を体験すれば，合計して90分は必要になります．

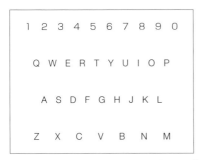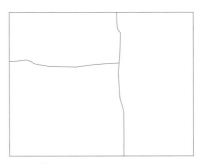

図14 作業カードの例

3) 準備

　作業カード(図14)を，1人につき2枚ずつ用意しておきます．すぐにトレーニングを開始できるように，作業カードを本書の巻末に綴じ込んであります．

　参加者全員が目隠しの道具を持参します．アイマスク，ヘアバンド，スポーツタオル，スカーフなど，目を覆って頭の後ろでくくれる物であれば，何でも構いません．

　体験を振り返る際には，筆記用具(鉛筆もしくはシャープペンシルと消しゴム)も必要になります．

　会場では，参加人数分のテーブルと椅子が必要になります．椅子に付いた折り畳み式テーブルでは，狭すぎて不自由です．また，時間を測定するために，タイマーがあると便利でしょう．

4) 進め方

①2人一組となって着席し，AさんとBさんを決めます．
②AさんとBさんは，それぞれに1枚の作業カードを適当に破りながら，3枚の紙切れを作ります(図14)．
③Bさんは自分の3枚の紙切れを，Aさんに渡します．Aさんは自分のものと合わせた計6枚の紙切れを，十分にかき混ぜます．
④合図とともに，Bさんは目隠しをします．Bさんの目隠しが完了したところで，Aさんは6枚の紙切れをすべて重ねてBさんの手元に置きます．そして，Aさんは「～しましょう」「～してください」と指示を出しながら，Bさんに2枚の作業カードを再現させます．6枚の紙切れをジグソーパズルのよ

うに組み合わせれば，作業は完成です.

⑤5分が経過したところで，Bさんは目隠しを外します．そして，AさんとBさんは役割を交代して，もう一度③④に取り組みます.

⑥5分が経過したところで，Aさんは目隠しを外します．そして，まずは1人で3分間ほど，体験を振り返ります．相手の作業をより早く完成させるためには，どのように指示を出せばよいのかを考えて，「指示を出すときに心がけること」を思いつく限り，「気づきノート」(p79)に箇条書きします.

⑦3分間が経過したところで，2人一組のペアや3〜4人一組のグループとなり，5分間ほどで互いの気づきを発表しましょう．自分が気づかなかったことで，ほかの人が気づいたことは，各自が「気づきノート」に書き加えていきます.

⑧たくさんの気づきが得られたところで，各自が取捨選択をして，アンダーラインを引きながら「よし，次はこれでやろう」と自己決定してください．自己決定したことは，ペアの相手やグループのメンバーに報告してください.

⑨報告が終わったところで，もう一度②〜⑤に取り組んでみましょう.

［進行例］

A：まずは6枚をすべて，横に並べてください.

B：こうですか？

A：裏返っているものがあるので，すべて表を向けます.

B：どれですか？

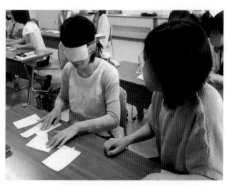

ブラインド・ワークの様子

気づきノート

　ブラインド・ワークⅠの体験を振り返り，相手の作業をより早く完成させるためには，どのように指示を出せばよいのかを考えて，「指示を出すときに心がけること」を思いつく限り，箇条書きしてください．

5）補足

　カウンセリング・ブームやコーチング・ブームの影響を受けて，「指示を出してはいけない」「非指示的にかかわるべきだ」と思い込んでいる人が少なくありません．そのせいか，指示の出し方を学ぶ機会は，意外と少ないようです．しかし，患者やスタッフに対して看護師は実際に多くの指示を出しており，指示なしでは業務が成り立たないほどです．したがって，指示の出し方を改善すれば，業務は大幅に改善されるのです．

　指示を出してはいけないのではなく，うまく指示を出すことが大切なのです．ところが，指示の学習が不十分なためか，乱暴な指示の出し方をする人がいます．このブラインド・ワークIを体験してみると，指示も意外と奥が深いことに気づきます．すでに理論編でも述べたように，「指示を出すときに心がけること」として，たとえば次のようなことがあげられます．

1. 「～しなさい」という命令調は避けて，「～しましょう」や「～してください」という表現を使う．
2. 聞こえないような小声や自信のない口調ではなく，適度な声の大きさと自信のある堂々とした口調で指示を伝える．
3. どのようにも受け取れる曖昧な言葉ではなく，数字や適切なたとえなどを使って，具体的かつ明確に伝える．
4. 「どうしてそうするのか」という理由も伝えて納得してもらい，やる気になってもらう．
5. 先の見通しも伝える必要はあるが，先の先の指示まで一度に与えない．
6. わからないことは相手に質問してもらうなどして，指示を出すときも双方向コミュニケーションに努める．
7. 「そうそう」「そのとおりです」などの言葉で，フォロワーの行動が指示に則していたか否かを伝える．

助言（消極的ティーチング）について学ぶ
アドバイザー・トレーニング

1) ねらい

　フォロワーが抱えている問題に，解決を急ぐほどの緊急性がなければ，指示でかかわる必要はないでしょう．問題に緊急性がなく，しかも，その問題を少しは自分で解決できるような，半自立のフォロワーには，指示よりも助言のほうが望ましいのです．リーダーの助言に従い，フォロワーが自分で問題を解決できれば，フォロワーはさらに成長して，自立度を高めていきます．

　助言では，リーダーがフォロワーに対して「〜しては，いかがですか」「〜しては，どうですか」と提言します．このような助言は，先の指示よりも，本人の主体性や自律性を尊重した接し方です．そのために，リーダーが助言しても，それにフォロワーが従わないこともあり得ます．助言に従うか否かは，実はフォロワーの気持ち次第なのであり，したがって，フォロワーの気持ちを把握しながら，いかに有効な助言をするかが問われることになります．

　ここに紹介するアドバイザー・トレーニングは，効果的な助言の方法を学ぶ体験学習です．リーダー役はアドバイザーとなり，作業に取り組むフォロワー役に助言をします．そして，その過程をオブザーバー役は観察して，助言の効果を測定します．

2) 人数・時間

　3つの役割があるため，最低でも3名は必要です．3名以上であれば，基本的には何人でも同時に体験することができます．

　3人一組で役割を交代しながら，全員がリーダー役を体験します．もしも，参加者数の都合で，4人一組や5人一組にならざるを得ない場合には，4人や5人で役割を回していきます．

　1人が助言をしている時間は2分間で，その助言の効果を計算するのに1分はかかります．そうすると，3〜5人が体験するためには合計して9〜15分間が必要になります．

　全員が体験した後に，30分ほどかけて振り返り，自己決定をします．そして，もう一度，全員がリーダー役を体験すれば，最初に課題を理解する時間も含め

リーダー役： _____　　　フォロワー役： _____

オブザーバー役： _____　　　日　付：　　　　　年　　　月　　　日

1　2　3　4　5　6　7　8　9　10 11　12　13　14　15　16　17　18　19　20 21　22　23　24　25　26　27　28　29　30 31　32　33　34　35　36　37　38　39　40 41　42　43　44　45　46　47　48　49　50	a. 助言回数	
	b. 受入回数	
	c. 助言効果＝b/a	

【記入例】 ① ② ③ ④ ⑤ 6 7 8 9 10

図 15　記録カード

```
Q  W  E  R  T  Y  U  I  O  P

A  S  D  F  G  H  J  K  L

Z  X  C  V  B  N  M
```

図 16　作業カード

て，少なくとも 60 分は必要になります．

3) 準備

　記録カード（図 15）と作業カード（図 16）とを，1 人につき 2 枚ずつ，用意しておきます．すぐにトレーニングを開始できるように，記録カードと作業カードは本書の巻末に，綴じ込んであります．

　各参加者は筆記用具（鉛筆もしくはシャープペンシルと消しゴム）を持参します．

3人一組　　　　　　　　　　　4人一組

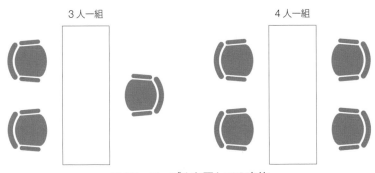

図17　テーブルを囲んでの座位

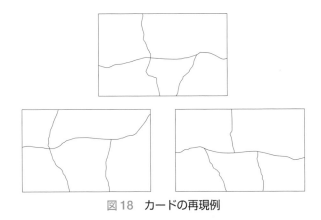

図18　カードの再現例

　会場では，参加人数分のテーブルと椅子が必要になります．テーブルや椅子が床に固定されていて，移動できないと不都合です．椅子に付いた折り畳み式テーブルも，狭すぎて不自由します．

　また，時間を測定するために，タイマーがあると便利でしょう．

4) 進め方

　①3人一組で，テーブルを囲み(図17)，作業カード(図16)を各自が1枚用意します．

　②作業カードを各自が適当に破り，5枚の紙切れを作ります．

　③Aさん，Bさん，Cさんの役割を決めます．Aさんはリーダー役，Bさん

はフォロワー役，Cさんはオブザーバー役となります．

④オブザーバー役のCさんは記録カード（図15）に，それぞれの名前と日付を記入します．

⑤3人が作った紙切れを，すべてAさんの手元に集めます．Aさんは，紙切れを十分にかき混ぜます．

⑥合図とともにAさんはBさんに，紙切れをすべて渡します．

フォロワー役のBさんは，紙切れをつなぎ合わせながら，もとの3枚のカードを再現します（図18）．

リーダー役のAさんは，Bさんの作業を見ながら，「こうしたら，どうですか」「ああしたら，いかがですか」と助言します．

オブザーバー役のCさんは，Aさんが助言をするたびに，記録カードの数字を○で囲み，その助言にBさんが従えば，つけた○に斜線（/）を引いてください（図15の記入例を参照）．助言に従ったか否かが微妙なときは，Cさんの判断に任されます．

⑦2分が経過したところで中断し，Cさんは助言回数と受け入れ回数を数えます．そして，受け入れ回数を助言回数で割ることで助言効果を求めて，記録カードをリーダー役のAさんに渡します．

⑧役割を交代しながら全員がリーダー役を体験します．

⑨一通り終えたところで，まずは1人で3分間ほど，体験を振り返ります．助言回数ではなく，助言効果を高めるためには，どのように助言すればよいのかを考えて，「助言をするときに心がけること」を思いつく限り「気づきノート」（p85）に箇条書きします．

⑩3分が経過したところで，先ほどの3人一組となり，5分ほどで互いの気づきを発表しましょう．自分が気づかなかったことで，ほかの人が気づいたことは，各自が「気づきノート」に書き加えていきます．

⑪たくさんの気づきが得られたところで，各自が取捨選択をして，アンダーラインを引きながら「よし，次はこれでやろう」と自己決定してください．自己決定したことは，グループのメンバーに報告してください．

⑫報告が終わったところで，新しい記録カードと作業カードを用意して，もう一度②〜⑦に取り組んでみましょう．

気づきノート

　アドバイザー・トレーニングの体験を振り返り，助言回数ではなく，助言効果を高めるためには，どのように助言すればよいのかを考えて，「助言するときに心がけること」を思いつく限り，箇条書きしてください．

5）補足

　助言回数がゼロになることもありますが，それは，たとえばフォロワー役の自立度が高い場合です．リーダー役の関与がなくてもテキパキと作業が進むために，一度も助言をせずに見守るだけで終わってしまうのです．

　逆に，フォロワー役の自立度が低いと，助言回数は多くなりがちです．そして，フォロワー役の未熟さに苛立つほどに，リーダー役は助言回数を増やしていき，そのうちに助言ではなく，指示を出してしまったり，手を出して代行してしまったりすることもあります．

　なお，相手の自立度に関係なく，助言回数の多くなる人もいます．口出しをしないと気の済まない人や，助言するのが課題だと思い込んでしまった人は，フォロワー役の自立度に関係なく，助言回数を増やしてしまうのです．

　このアドバイザー・トレーニングで大切なのは，助言回数ではなくて，助言効果です．たった一度の助言でも，それがおおいに役立ち，作業が一挙に進展することはめずらしくありません．助言回数が多くても，効果がなければ無意味なのです．

　すでに理論編でも述べたように，「助言するときに心がけること」として，たとえば次のようなことがあげられます．

1. まずは観察をして，目の前のフォロワーが「いま，やろう」「やりたい」と思っていることを，フォロワーの言葉や表情や動作などから正確に読み取る．
2. いまフォロワーが助言を必要としているか否かも正確に読み取り，助言を必要としていないときにまで口出ししない．
3. 「～しなさい」「～しましょう」「～してください」などと言って，指示を出してしまわないように注意する．
4. 矢継ぎ早に助言するのではなく，1つ助言したら，しばらく見守る．
5. 理由を添えて納得してもらうと，助言の受け入れがうながされる．
6. 助言を無視されても不機嫌にならない．

支持（コーチング）に必要な熱意を学ぶ
サイレント・トーク

1) ねらい

　フォロワーがリーダーの助言に従わず，しかも助言に勝るとも劣らぬ有効な解決策を考えているとすれば，接し方を助言から支持へと移していくチャンスです．直面している問題をおおよそ自己解決できるような，半自立のフォロワーには，いつまでも指示や助言をするのではなく，リーダーがフォロワーの考えを支持することが望まれます．

　支持的な接し方では，問題を解決するための考えをフォロワーから引き出して，「じゃ，そうしましょう」と賛成することになります．このような接し方は，「コーチング」という名称で知られています（p48 Topics 10）．

　フォロワーの考えをうまく引き出すためには，フォロワーの言葉に耳を傾ける熱意が，まず何よりもリーダーに求められます．ところが，これまでのリーダーシップ論では，どちらかというと，リーダーからフォロワーへの言葉の伝え方に関心が集まり，フォロワーの言葉を聴くことには関心が少なかったといえるでしょう．

　ここで紹介するサイレント・トークでは，声を出さずに口の動きだけで言葉を伝えます．言葉を受け取る側は，相手の言葉を理解するために，いつもの何倍ものエネルギーを必要とします．そうすることで，相手の言葉を理解しようとする熱意を効果的に高めるのです．

2) 人数・時間

　2人一組で体験しますので，最低でも2名は必要です．参加者数が偶数であれば，基本的には何人でも同時に体験することができます．

　言葉のリストを完成させるのに，10分は必要となります．その後に，声を出さずに発話する練習を交互に1分ずつ行ったうえで，役割を交代しながら2人とも2分間，言葉の受け手を体験します．そうすると，課題を理解する時間も含めて，30分は必要になるでしょう．

朝　食	昼　食	夕　食	間食等
・	・	・	・
・	・	・	・
・	・	・	・
・	・	・	・
・	・	・	・

図 19　作業カード

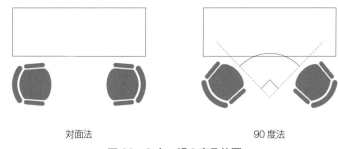

対面法　　　　　　　　　　　　90 度法

図 20　2 人一組の座る位置

3) 準備

　言葉のリストを作成する作業カード(図 19)を，1 人 1 枚ずつ用意します．各参加者は作業カードに記入するために，筆記用具(鉛筆もしくはシャープペンシルと消しゴム)を持参します．

　会場では，参加人数分のテーブルと椅子が必要になります．2 人は互いの口の動きが見えるように，向かい合う対面法(図 20 の左図)で着席します．テーブルや椅子が床に固定されている階段教室では，2 人が向かい合うのに不便です．

　また，時間を測定するために，タイマーがあると便利でしょう．

4) 進め方

①昨日，朝起きてから夜寝るまでに飲食したものを，8つ以上思い出して，各自がリストアップします．

②2人一組となり，対面法で着席して，AさんとBさんを決めます．

③まずは練習として，AさんはBさんに「こんにちは．○○です」と，声を出さずに口の動きだけで氏名を伝えてみます．

④Bさんに伝わったところで，今度はBさんが③を繰り返します．

⑤Aさんはリストの最初にあるものを，声を出さずに口の動きだけで，Bさんに伝えます．それが何なのかをBさんが当てたところで，Aさんはリストの次にあるものを，口の動きだけでBさんに伝えます．どうしても理解できないものは，Bさんが「パス」と言って後回しにして，次のものに移ってもかまいません．

⑥2分が経過したところで，途中でも中断します．AさんとBさんは役割を交代して，⑤を繰り返します．

5) 補足

　サイレント・トークを試みるうちに，相手を理解しようとする熱意が高まって，相手の口の動きをパクパクと真似をする反応がしばしば現れます．なぜならば，相手の口の動きを見ただけで，それを頭で分析して理解するのは至難であり，そのために口の動きを真似ながら，その感覚で理解しようとするのです．

　なお，もしも昨日の食事内容が2人とも同じであれば，カバンの中に入っている物をリストアップして，伝えるという方法もあります．

支持(コーチング)に必要な受容を学ぶ 価値交流学習

1) ねらい

　フォロワーの考えを引き出すためには，フォロワーの言葉に耳を傾ける熱意だけではなく，その言葉を受容することが必要です．コーチングではフォロワーのどのような考えでも，すべて受容するわけではありません．ただし，最初からフォロワーの発言に対して，「好き・嫌い」とか「善い・悪い」とか「正しい・間違っている」などと，いちいち批評するような審判的態度で臨めば，フォロワーは何も言えなくなってしまいます．フォロワーが何を言っても，まずは耳を傾けるという受容的な態度が支持的なリーダーシップには欠かせません．

　また，フォロワーから引き出した考えを支持するためにも，その考えに対する受容が前提となることは，いうまでもありません．フォロワーの考えがたとえリーダーの考えと異なっていたとしても，きちんとした考えに基づき，筋が通っているのであれば，自己決定を支えていくのが支持的な接し方なのです．

　受容という言葉は看護の分野でも，たびたび耳にします．ところが，受容の意味については，「あるがままに受け入れる」程度の抽象的な理解にとどまっていることもめずらしくありません．ましてや，受容の実践ともなると，難しい人が少なくないようです．

　ここに紹介する価値交流学習では，価値観の多様性を体験することで，受容についての具体的な理解を深めていきます．そして，頭で理解するだけではなく，受容の実践へとつなげることを目指します．

2) 人数・時間

　2名以上であれば基本的に何人でも，同時に体験することができます．ただし，人数が少なすぎると価値観の多様性が生まれにくく，逆に人数が多すぎても話し合いが散漫になりがちです．最も効果的な人数は4人前後であり，参加者数が多い場合には4人前後で一組のグループを，いくつも作るとよいでしょう．

　価値に関する自分の優先順位を決めたうえで，ほかの人の優先順位を書き写すのに5分は必要になります．そして，話し合いに10分間を費やした後に，10分間の振り返りを行います．そうすると，課題を理解する時間も含めて，およそ

氏名 ＼ 項目	権力	健康	学歴	愛情	名誉	金銭	誠実
自分の順位							
他者の順位							
合意順位							

図 21　作業カード

30 分間は必要になります.

3) 準備

　作業カード(図 21)を 1 人につき 1 枚ずつ用意しておきます. 各参加者は筆記用具(鉛筆もしくはシャープペンシルと消しゴム)を持参します.

　会場では, 参加人数分のテーブルと椅子が必要になります. 各自が 1 人で作業に取り組んだ後に, テーブルを囲んで 4 人前後で一組になります. したがって, テーブルや椅子が床に固定されている階段教室では, 体験することができません.

　また, 時間を測定するために, タイマーがあると便利でしょう.

4) 進め方

　①作業カードの 7 つの項目について, まずは 1 人で優先順位を決めて, 一番大切なものから順に 1〜7 の数字を, 「自分の順位」に記入します.

　②4 人前後で一組となり, ほかの人の名前と優先順位を, 「他者の順位」に書き写します.

　③優先順位に関して, ほかの人と話し合い, 合意できたものだけを「合意順位」に記入していきます. 結論が出なくても構いませんので, 多数決を取ったりせずに, 話し合いの過程を大切にしてください. 話し合いの過程では, 「好き・嫌い」「善い・悪い」「正しい・間違い」などの批評を一切せずに, それぞ

れの考えに十分に耳を傾けます．

④ 10分が経過したところで話し合いを中断し，体験を振り返ります．気づき
　ノート(p93)に則して，それぞれが思ったことを書き込みましょう．

気づきノート

〈ほかの人の優先順位を書き写して思ったこと〉

〈合意のための話し合いの過程で思ったこと〉

〈価値観が違う人と共存していくための方法〉

5）補足

　優先順位が近い人とほど価値観が似ており，その類似性によって互いの関係がうまくいくことになります．逆に，優先順位が遠い人とほど価値観が異なり，その非類似性によってトラブルが生じやすくなります．

　価値観が異なる相手に対しては，対決と受容という二通りの対応法があります．対決では同じになることを目指して，徹底的に話し合い，それでも同じにならなければ相手を排除することになります．それに対して受容では，価値観が異なることを前提として，異なる相手と共存していくのです．

　日本では多くの人が受容を苦手としており，これまでに，どちらかといえば対決という方法により，非類似性の問題に対処してきました．それは，日本が欧米に比べると，はるかに同質性の高い社会だからでしょう．そのために，周りが自分と同じであることに慣れきっており，同じことを善いことだと思う傾向から，なかなか抜け出せないでいるのです．

　価値交流学習でどれだけ話し合っても，結論が出るとは限りません．しかし，「好き・嫌い」「善い・悪い」「正しい・間違い」などの批評を差し控えて話し合うことで，相手の価値観の背景が理解できるようになれば，自分と異なる価値観の相手を受容することも，次第に容易になるのです．

　たとえば「自分の健康が一番は変わらないけれど，相手がお金を一番にしているのもよくわかる」ということになれば，この価値交流学習は成功したといえます．そのような結論に至ることがなかなか難しい人は，組み合わせの相手や項目を変えながら，何度も体験してみるとよいでしょう．

　ただし，ここで注意しなければならない大切なことがあります．それは，患者や同僚との間でみられる私的な価値観の相違は受容するにしても，職場の目的であり，社会的使命でもある理念は，メンバー全員で共有しなければならないということです．職場の理念がメンバーによってまちまちであるならば，チームワークも組織活動もうまくいきません．公的な理念は対決を通して共有し，私的な価値観は違いを認めて受容するという，公私の使い分けが大切なのです．

　なお，本編の3「場面対応モデルに基づくトレーニング」で紹介する「ブレーンストーミング」（p139）を体験することでも，受容的な態度を学習することができます．

支持(コーチング)に必要な技法を学ぶ 1
うなずき・相づち・繰り返しトレーニング

1) ねらい

どれだけ熱心に耳を傾け, 受容しているつもりでも, それが相手に伝わらなければ無意味です. リーダーの熱意や受容的態度は, フォロワーに伝わって初めて効果を発揮するのです.

リーダーが無反応のままでは, さすがにフォロワーも話しづらくなるでしょう. うなずきや相づちなど, 反応を示しながら聞くことによって, 話を熱心に聞いて受容していることが効果的に伝わるのであり, そうすることでフォロワーも話しやすくなるのです.

フォロワーの話を聞きながら, 「なるほど」「そうですか」「へえー」などと, リーダーが言語的反応を示せば, 相づちを打ったことになります. また, 「なるほど」「そうですか」といった意味を, 首を縦に振る非言語的(身体的)反応でリーダーが表せば, うなずいたことになるのです.

さらに, うなずきや相づちの合間に「~なのですね」と, フォロワーの言葉の一部を繰り返しながら聞くと, リーダーの熱意や受容的態度がいっそう効果的に伝わります. また, この繰り返しは, 熱意や受容的態度を伝えるだけではなく, フォロワーからのメッセージを確実に共有することにも役立つのです.

ここに紹介するうなずき・相づち・繰り返しトレーニングは, ロールプレイによる体験学習です. うなずき, 相づち, 繰り返しなどを, 最も効果的に交えながら聞く方法を, 体験を通して身につけます.

2) 人数・時間

2人一組で体験するために最低でも2人は必要です. 参加者数が偶数であれば, 基本的には何人でも同時に体験することができます. ただし, 体験をする場所(会場)の広さによっておのずと人数が制限されることは, いうまでもありません.

三通りの聞き方を1分ずつ体験して, その後に5分間ほどで体験を振り返ります. 2人一組となり, 2人とも同じことを体験しますので, 課題を理解する時間も含めて, 30分は必要になります.

3）準備

　会場では，参加人数分のテーブルと椅子が必要になります．2人は90度法（p88
の図20の右図）で着席するために，テーブルや椅子が床に固定されている階段
教室などでは不都合です．

　また，時間を測定するために，タイマーがあると便利でしょう．

　参加者が持参する物は，特にありません．

4）進め方

　① 2人一組となり，AさんとBさんの役割を決めます．

　② Aさんは第一段階として，昨日の朝起きてからの自分を，順を追って詳し
　　くBさんに話します．第三段階までありますので，第一段階で夜にならな
　　いように，できるだけ詳しく話します．BさんはAさんの話を，首も振ら
　　ずに無反応で聞きます．

　③ 1分が経過したところで中断して，第二段階に進みます．Aさんは第一段
　　階の続きを，Bさんに話します．第一段階で夜になり，寝てしまったAさ
　　んは，今日の朝起きてからの続きをできるだけ詳しく話します．Bさんは
　　首を振っても構いませんが，Aさんの一言一言を繰り返しながら聞きます．
　　Bさんが一言一言を繰り返せるように，Aさんは間を置きながら，ゆっく
　　りと話してください．

　④ 1分が経過したところで中断して，第三段階に進みます．Aさんは第二段
　　階の続きをBさんに話します．Bさんは，いちいち一言一言を繰り返さず，
　　うなずいたり，相づちを打ったりしながら，Aさんの話の節目のみを繰り
　　返します．1分間に2〜3回は繰り返してください．

　⑤ 1分が経過したところで中断して，Aさんは何段階目が最も話しやすかっ
　　たかを振り返り，感想も含めてBさんに報告します．

　⑥ 2人で役割を交代して，②〜⑤にもう一度，取り組みます．

　　［第一段階の進行例］
　　A：昨日は，朝6時にカラスの鳴き声で目が覚めて，
　　B：（無反応）
　　A：しばらくしたら，また寝てしまい，
　　B：（無反応）

　　［第二段階の進行例］

　Ａ：結局，目が覚めたのが７時半で，

　Ｂ：７時半に目が覚めたのですね．

　Ａ：あわててベッドから抜け出して，

　Ｂ：ベッドから抜け出したのですね．

　　［第三段階の進行例］

　Ａ：キッチンまで行き，冷蔵庫のドアを開けたら，

　Ｂ：ふん，ふん．

　Ａ：冷蔵庫の中には，食べ物が何もなくて，

　Ｂ：何もなかったのですね．

5）補足

　相づちは頻繁すぎるとわざとらしくなり，フォロワーの話の腰を折ることにもなります．あくまでもフォロワーの話をうながすのが相づちのねらいであり，その範囲内にとどめるべきでしょう．それに対して，うなずきはフォロワーの話の腰を折る危険性が少なく，そのために相づちよりも頻繁に用いられます．

　フォロワーの言葉をリーダーが繰り返す際には，フォロワーの言葉をオウム返しにしないことが大切です．フォロワーの言葉を，できるだけ自分なりの言葉に置き換えて繰り返すことが望まれるのです．たとえば，フォロワーが「明日，家族が訪ねて来ます」と言ったならば，「家族が」を「ご家族が」に，「訪ねて来る」を「いらっしゃる」に置き換えます．そして，最後に「のですね」を付け加えて，リーダーがフォロワーの言葉を繰り返すのです．

　また，フォロワーの言葉の一言一言をいちいち繰り返すと，やはり話の腰を折ることになります．うなずきや相づちの合間に，フォロワーの話の節目だけを繰り返すほうが，効果的なのです．

　トレーニングを体験した多くの人は，節目節目のみを繰り返しながら聞いてもらった第三段階が最も話しやすかったと報告するでしょう．第三段階で相手が最も話しやすくなったところで，次の要約トレーニングに進みます．

支持（コーチング）に必要な技法を学ぶ 2
要約トレーニング

1) ねらい

うなずいたり，相づちを打ったり，繰り返したりしながら，フォロワーの話を一通り聞いたならば，聞きっぱなしで終わらないほうがよいでしょう．最後に，もう一度，「要するに〜ですね」とフォロワーの話を要約して，要点を確認することが大切です．

この要約は，考えがうまくまとまらないフォロワーに対して，特に効果を発揮します．考えがまとまらないフォロワーには，とにかく思いつくままに，自由に語ってもらいます．そのうえで，フォロワーの話をリーダーがうまく要約すれば，問題を整理することができるのです．

2) 人数・時間

うなずき・相づち・繰り返しトレーニングと同様に，2人一組で体験します．そのために最低でも，2名は必要です．参加者数が偶数であれば，基本的には何人でも同時に体験することができます．

2人一組となり，1人が2分ほどの長話をします．そして，もう1人が短時間で要約して，その後に要約の内容を5分ほど振り返ります．2人とも同じ体験をしますので，課題を理解する時間も含めて，およそ30分間は必要になります．

3) 準備

会場では，参加人数分のテーブルと椅子が必要になります．2人は90度法（p88の図20の右図）で着席するために，テーブルや椅子が床に固定されている階段教室などでは不都合です．

また，時間を測定するために，タイマーがあると便利でしょう．

うなずき・相づち・繰り返しトレーニングと同様に，参加者が持参する物は，特にありません．

4) 進め方

①2人で一組となり，AさんとBさんの役割を決めます．

② Aさんは何か長話の話題を1つ決めます．最近嬉しかったことや，最近印象に残っていることなど，どんなことでも結構です．また，職場(学校)のことでも，家庭のことでも，通勤(通学)の途中のことでも結構です．

③ AさんはBさんに対して，2分間ほど長話をします．

④ Bさんはメモを取らずに，Aさんの話を，要点を押さえながら聞きます．そして，Aさんの話が終わり次第すぐに，「要するに～ですね」と短く要約して，Aさんに返してください．

⑤ Aさんは，要約に納得できたか否かを，その理由も含めてBさんに報告します．

⑥ AさんとBさんは役割を交代して，もう一度②～⑤に取り組みます．

[進行例]

A：昨日，家庭であった話ですが，帰宅すると誰も家におらず，宅配便の荷物が玄関に置いてありました．差出人や宛名も確認しないまま，荷物を開けてみると，中には高級そうなメロンが2つ入っていました．そこで，差出人を確認したところ，知らない人からで，よく見たら隣家宛の荷物を預かっていただけだったのです．

B：要するに，預かっていた隣家の荷物を開けてしまったのですね．

A：その通りです．

5）補足

要約する際に大切なのは，できるだけ短く返すことです．フォロワーの長話を，リーダーも長話で返してしまえば，要約したことにはなりません．フォロワーの話をほんの二言か三言にまとめて，フォロワーに返すことが望まれるのです．

また，フォロワーの話が終わった時点で，すぐに要点を返すことも大切です．フォロワーが話し終えた後に，「えーっと」などと要点を考えていると，応答のタイミングを外すことになります．フォロワーを待たせないことも，要約する際には望まれるのです．

応答のタイミングを外さないためには，フォロワーの話を聞く際に，話の要点を押さえながら聞くとよいでしょう．別の言い方をすれば，話を聞きながら同時に，その話を要約していくのです．

　要点を押さえながら聞くことや，話を聞きながら要約していくことが苦手な人は，とりあえず「この人が一番言いたいことは何かな？」と思いながら聞きます．そして，相手の話が終わったところで，一番言いたかったと思われることを「〜だったのですね」と返せば，要約と同様の効果か，それに近い効果が得られます．

支持（コーチング）に必要な技法を学ぶ **3**
共感トレーニング

1) ねらい

　コーチングはどちらかというと，がんばる人を応援するためのものです．その意味で，心を癒すカウンセリングとは，正反対のかかわり方です．「がんばるコーチングとがんばらないカウンセリング」という言葉で，両者の違いを端的に言い表すことができます．

　ただし，コーチングでかかわっていても，フォロワーが話の中で不快な感情（不安や困惑など）を表すこともあります．不快な感情が表出されたときは，それを無視したり否定したりせずに，その気持ちに寄り添うこと，つまり，共感することが必要になります．フォロワーが感情的なままでは，冷静な思考は望めません．リーダーがうまく共感することで，フォロワーの不快感が緩和されれば，理性的・現実的な思考も容易になるのです．

　ところで，どれだけ自分が共感しているつもりでも，それが相手に伝わらなければ共感の効果は望めません．共感していることをうまく伝えるためには，まずは話に耳を傾けて，フォロワーが抱いている感情の種類を正確に把握します（表11）．

　フォロワーの感情を正確に把握したならば，それを日常的で自然な言葉に置き換えて，フォロワーが話し終えたところで返します．たとえば，フォロワーが自己嫌悪感を抱いているとすれば，「ご自分に嫌気がさしてしまったのですね」と，気持ちを込めて返すことになります．

　ここに紹介する共感トレーニングは，ロールプレイによる体験学習です．相手の気持ちに寄り添っていることをうまく相手に伝えるための方法を，体験を通して身につけます．

2) 人数・時間

　2人一組で体験するために，最低でも2名は必要です．参加者数が偶数であれば，基本的には何人でも同時に体験することができます．

　1人が2分ほどの長話をします．話が終わった後に，もう1人が短時間で共感して，その効果を5分ほど振り返ります．2人とも同じ体験をしますので，課題

表11　感情の種類

快	喜び，幸せ，楽しみ，希望，尊敬，畏敬，あこがれ，優越感，感謝，感動，安心，爽やか，好奇，好意，愛情，その他
不快	悲しみ，怒り，憎しみ，恐れ，不安，恥じらい，焦り，嫌悪，後悔，孤独，劣等感，無力感，絶望，空虚，嫉妬，その他

を理解する時間も含めて，およそ30分は必要になります．

3）準備

　会場では，参加人数分のテーブルと椅子が必要になります．2人は90度法（p88の図20の右図）で着席するために，テーブルや椅子が床に固定されている階段教室などでは不都合です．

　また，時間を測定するために，タイマーがあると便利でしょう．

　参加者が持参する物は，特にありません．

4）進め方

①2人一組となり，AさんとBさんの役割を決めます．

②Aさんは，何か不快に思った体験（なければ嬉しかった体験）を思い出します．職場（学校）のことでも，家庭のことでも，通勤（通学）途中のことでも結構です．また，ささいなことでも，少々深刻なことでもよいのですが，トレーニングの場ですので，深刻すぎる問題は避けましょう．

③Aさんは2分ほどで，不快だった体験の経緯をできるだけ詳しくBさんに話します．

④BさんはAさんの話を聴きながら，Aさんが抱いた感情の種類を正確に把握します．そして，Aさんの話が終わり次第，把握した感情の種類をできるだけ日常的で自然な言葉に置き換えて，「〜なのですね」と返します．

⑤Aさんは，自分の気持ちをどの程度にわかってもらえたと思うかを，その理由も含めてBさんに報告します．

⑥AさんとBさんは役割を交代して，もう一度②〜⑤に取り組みます．

［進行例］

A：1週間ほど前に，電車に乗っていたときの話です．車内がすいていたの

で，間隔を空けて座席にすわっていました．ところが，途中の停車駅で大勢の人が乗車してきましたので，左側の中年女性のほうに席を詰めたのです．そしたら，その女性は何と「寄らないでよ！」と，私に怒鳴ったのです．

B：それは，さぞや，ビックリされたでしょうね．

A：ビックリしたというよりも，腹立たしいやら恥ずかしいやらで，とても嫌な気持ちでした．

5）補足

カウンセリングの来談者中心療法で知られるロジャース（Rogers, C. R.）は，共感を次のように定義しています．つまり，共感とは，相手の内的世界（心の中）を，まるで自分の内的世界であるかのように体験することであり，しかも，「まるで～のように」を決して忘れないことだといいます．

この定義の後半の「まるで～のように」を決して忘れないこととは，要するに，フォロワーと同じ心の状態を体験するだけではなく，同時にリーダーとしての冷静さも保たなければならないということでしょう．確かに，フォロワーと一緒に感情的になっているだけでは，リーダーとしての役割を果たせません．共感がフォロワーに及ぼす影響を熟知したうえで，その効果を期待して共感するのです．

リーダーが共感の言葉を返す際には，その語調や表情にも注意が必要です．語調は，語頭や語尾を強めたりせず，語尾を少しだけ伸ばしたほうがよいでしょう．また，たとえば，不快な思いをしているフォロワーへは笑顔を慎むべきであり，逆に喜んでいるフォロワーへは笑顔で共感すると効果的です．

共感はトレーニングを一度体験しただけで，簡単に身につくものではありません．日常会話の中でチャンスを見つけては，繰り返し試みることによって徐々に板に付いてくるのです．

支持（コーチング）に必要な技法を学ぶ 4
質問トレーニング

1) ねらい

これまでに紹介してきたような，うなずき，相づち，繰り返し，要約，共感などの技法は，あくまでもコーチングで役に立つコミュニケーション技法であり，コーチングそのものではありません．これらのコミュニケーション技法はコーチングだけではなく，カウンセリングや心理療法などでも使われるからです．それに対して，ここで紹介する質問トレーニングは，コーチングの要となるコミュニケーション技法です．質問をして相手の答えを引き出し，それを支持するのがコーチングなのです．

私たちが日常会話の中で，何気なく行っている質問にも，2つのタイプがあります．その1つは，「はい」や「いいえ」で答えられるような，考えなくても答えられる閉ざされた質問（選択式質問）です．そして，もう1つが，考えなければ答えられない開かれた質問（自由回答式質問）です．

自立度の高いフォロワーには，指示や助言をするのではなく，本人の考えを引き出して，その考えを支持します．本人の考えを引き出すためには，考えないと答えられない開かれた質問でかかわる必要があり，開かれた質問のいくつかを，うまくつなげていかなくてはなりません．

リーダーはフォロワーに，まず，「こんにちは」とあいさつをして，「最近，体調はいかがですか？」とか「ご家族はお元気ですか？」などと，簡単に答えられる閉ざされた質問でかかわります．このような世間話で緊張をほぐした後に，「ところで……」と切り出して，いくつかの開かれた質問を，たとえば次のようにつなげていくことになります．

まず，「最近，お困りのことは何ですか？」と尋ねて，フォロワーが抱えている問題を明らかにします．そのうえで，「どうしてそうなったと思われますか？」と尋ねて，問題の背景を考えてもらうのです．問題の背景を十分に探れば，解決策も考えやすくなります．そこで，「今後，どうすればよいとお考えですか？」と尋ねて，問題の解決に向けた思考をうながします．

選択（A or B）や決心（A or not A）の問題で，フォロワーが迷っていることもあります．そのような場合にも，指示や助言はしません．「もしもAにしたら，

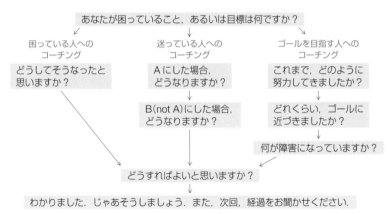

図22　3通りの質問の流れ

どうなりますか？」という質問と，「もしも B(not A)にしたら，どうなりますか？」という質問により，両方について十分に考えてもらいます．そのうえで，「結局，どうされますか？」と尋ねて，自己決定を引き出すのです．

　困っていることではなく，「体重を半年で 10 kg 減らしたい」とか「年内に看護研究をまとめたい」など，目標について語るフォロワーもいます．そのようなときには，「これまでに，どのような努力をされましたか？」「どれぐらい解決しましたか？」「何が障害になっていますか？」などと尋ねて，これまでや現状を振り返ってもらいます．そして，「今後，どうするのがいいと思いますか？」と尋ねて，解決策を引き出すのです．

　解決策が決まったところで，さらに「具体的に何から始められますか？」とか「それは，いつから始められますか？」と尋ねて，解決行動を計画してもらわなければならないこともあります．いずれにしても，最も現実的で効果的と思われる解決策が出てきたところで，「わかりました．じゃ，そうしましょう」と言って，本人の自己決定を支持するのです(図22)．

　ここに紹介する質問トレーニングは，ロールプレイによる体験学習です．開かれた質問でかかわり，自己決定を引き出す方法を，体験を通して身につけていきます．

2) 人数・時間

　これまでのトレーニングと同様に，2人一組で体験します．そのために最低で

も，2人は必要です．参加人数が偶数であれば，基本的には何人でも同時に体験することができます．

2人一組となり，1人がもう1人に対して，5分間ほどのインタビューをします．5分間の振り返りの後に役割を交代して，同じことを繰り返しますので，課題を理解する時間も含めて，およそ30分は必要になります．

3）準備

会場では，参加人数分のテーブルと椅子が必要になります．2人は90度法（88頁の図20の右図）で着席するために，テーブルや椅子が床に固定されている階段教室などでは不都合です．

また，時間を測定するために，タイマーがあると便利でしょう．

参加者が持参する物は，特にありません．

4）進め方

① 2人一組となり，AさんとBさんを決めます．

② AさんはBさんに対して，5分間ほどのインタビューをします．コーチング・チャート（図23）に則して，順に質問をしていきます．必要に応じていくつかの質問を省略したり，つけ加えたり，質問の順番や流れを変えたりしても構いません．いずれにしても，うまく質問をつなげながら，Bさんの思考を十分にうながしてください．

③ 5分が経過したころ，ちょうど切りのよいところでインタビューを中断します．そして，どの程度に問題を考えることができて，それを話すことができたかをBさんは振り返り，Aさんに報告します．

④ AさんとBさんは役割を交代して，もう一度②③に取り組みます．

［進行例］

A：こんにちは．いくつかお尋ねします．

B：どうぞ．どうぞ．

A：最近，お身体の調子は，いかがですか？

B：お陰様で，おおむね順調です．

A：そうですか．ご家族はお元気ですか？

B：ええ，みんな元気に過ごしております．

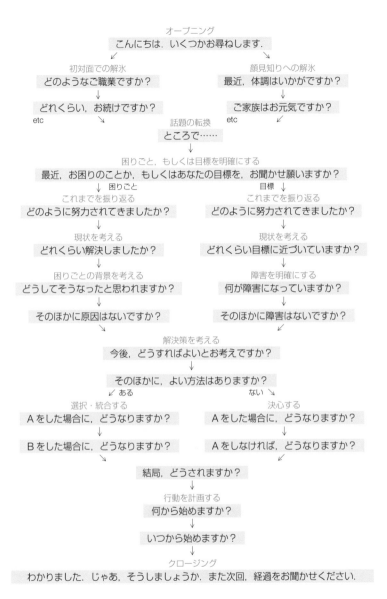

オープニング
こんにちは. いくつかお尋ねします.

初対面での解氷
どのようなご職業ですか？

どれくらい，お続けですか？
etc

顔見知りへの解氷
最近，体調はいかがですか？

ご家族はお元気ですか？
etc

話題の転換
ところで……

困りごと，もしくは目標を明確にする
最近，お困りのことか，もしくはあなたの目標を，お聞かせ願いますか？

困りごと
これまでを振り返る
どのように努力されてきましたか？

現状を考える
どれくらい解決しましたか？

困りごとの背景を考える
どうしてそうなったと思われますか？

そのほかに原因はないですか？

目標
これまでを振り返る
どのように努力されてきましたか？

現状を考える
どれくらい目標に近づいていますか？

障害を明確にする
何が障害になっていますか？

そのほかに障害はないですか？

解決策を考える
今後，どうすればよいとお考えですか？

そのほかに，よい方法はありますか？

ある
選択・統合する
Aをした場合に，どうなりますか？

Bをした場合に，どうなりますか？

ない
決心する
Aをした場合に，どうなりますか？

Aをしなければ，どうなりますか？

結局，どうされますか？

行動を計画する
何から始めますか？

いつから始めますか？

クロージング
わかりました. じゃあ，そうしましょうか. また次回，経過をお聞かせください.

図 23　**コーチング・チャート**

Ａ：それは何よりですね．ところで，あなたがお困りのこと，あるいは目標は何ですか？

Ｂ：そうですね．最近，体重が増える一方で，毎年，ズボンを買い換えているのです．

Ａ：毎年，買い換えなのですね．それは，大変ですね．どうして，そうなったと思われますか？

Ｂ：どうしてでしょうね．食事量は以前と変わらないのですが，最近は運動不足ですし，それに，毎晩の寝酒も大きな原因だと思います．

Ａ：運動不足と寝酒ですね．では，どうすればよいとお考えですか？

Ｂ：そうですね．運動をする時間は簡単には取れないし，一番手っ取り早いのは，寝酒とおつまみをカロリーの低いものに変えることでしょうか．

Ａ：具体的には，何に変えるといいと思いますか．

Ｂ：今までは日本酒を飲んでいましたが，焼酎をお湯で割ったほうがカロリーを調節できますね．寝る前だから，おつまみも柿ピーナッツなどはやめて，漬物くらいで十分だと思います．

Ａ：なるほど．焼酎と漬物を，いつだったら用意できますか？

Ｂ：今日の帰りに，スーパーマーケットに寄れば買えます．

Ａ：そうですか．では，そうしましょうか．また，経過についてお聞かせください．

5）補足

　進行例からもわかるように，質問に対するフォロワーの答えには，これまでに紹介したいくつかのコミュニケーション技法で応じることになります．うなずき，相づち，繰り返しなどでフォロワーの発話をうながして，話を一通り聞いたところで要点を要約するのです．

　支持的な接し方で何よりも大切なのは，フォロワーの主体性や自律性を尊重することです．問題を解決するための答えはフォロワー自身がもっているのであり，その答えをリーダーは開かれた質問によって引き出すだけなのです．

　苛立ちをあらわにしながら開かれた質問をすると，逆効果になります．開かれた質問が詰問にならないように，十分に注意しなければなりません．リーダーはあくまでも温かく，かつ冷静な態度で接します．そうすることで，フォロワーにリラックスしてもらいながら思考を深めてもらい，よりよい答えを見つけてもら

うのです.

　自己決定を引き出すための開かれた質問も, トレーニングを一度体験しただけ
で, 簡単に身につくものではありません. 日常会話の中でチャンスを見つけて
は, 繰り返し試みることによって, 徐々に腕を上げていくことができるのです.

　なお,「困っていることは何ですか?」と漠然と質問するのではなく, いま取り
組まなければならない課題にテーマを絞り,「〜については, どうすればいいと
思いますか?」と具体的に質問するほうが, うまくいくこともあります. そして,
専門家として, あるいは先輩や管理職として, 返ってきた答えが妥当であると判
断できれば,「では, そうしましょう」と言って, フォロワーの答えを支持しま
す. 逆に, もしも妥当でないと判断したならば, その理由をフォロワーにきちん
と説明し, 納得してもらわなければなりません. そのうえで,「ほかによい方法
はないですか?」と質問すれば, コーチングを継続することになります.

　もしも, 妥当な答えを引き出すことができず, フォロワーも「わからない」と言
う場合には, 無理にコーチングを続けても互いに苦痛になるだけです. そのよう
な場合には,「この人にコーチングは早すぎた」「半自立ではなく半依存の状態
だった」と認識を改めて,「では, 私の考えを1つ, お話ししてもいいですか?」
と確認したうえで,「〜してみてはいかがですか」と助言に切り替えるのも必要な
対処法です. 助言に切り替えたところ, フォロワーが「なるほど, わかりました」
「そうしてみます」と納得すれば, 何の問題もありません. ただし, フォロワーが
納得せずに,「それは無理だと思います」「やってみたけどダメでした」と, 反論
してくることもあります. そのような場合には「じゃあ, どうすればいいと思い
ますか?」と尋ねて, コーチングに戻していけばいいのです.

　コーチングかティーチングかの二者択一で考えるのではなく, このように両者
を併用するほうが現実的であり, うまくいくことが多いといえるでしょう. そし
て, フォロワーが依存した初心者の場合や, 容体の急変や災害の発生などの危機
対処時には, てきぱきと適切に指示を出すことが求められるのです.

フォロワーとのやりとりを振り返る
プロセス・レコードによるグループワーク

1) ねらい

　場数を踏んで慣れるだけが，ティーチング(指示や助言)やコーチング(支持)の上達法ではありません．1つひとつの場面をケースとして扱い，丁寧に振り返るのも，効果的な上達法なのです．ただし，自分1人の振り返りだけでは，そこから得られる気づきに限界があります．グループで互いに気づいたことを教え合うことによって，より豊かな気づきが得られるようになります．

　プロセス・レコードとは，会話の逐語記録のことです．すでに終わったティーチングやコーチングのプロセス(過程)を思い出しながら，メッセージのやり取りを紙上で再現して振り返ります．そうすることで，よりよいリーダーシップについて考察するのです．

　当事者のままでは，どうしても自分を弁護したくなり，よりよいリーダーシップについて冷静に考えられないこともあります．プロセス・レコードを作成すると，当事者である自分をも対象化することが容易となり，そのために気づきを得られやすくなります．気づきの中には，「自分は……だったな．気をつけないと」というようなものもあるでしょう．いずれにしても，振り返りの過程で得られる気づきを，今後のフォロワーとの関係にいかすことを目指します．

　記録をとりながらフォロワーと接すると，リーダーは会話に集中することができず，フォロワーも話しづらくなります．実際の会話が終わった後に，忘れないうちに言葉のやりとりを書き出して，プロセス・レコードを作成するとよいでしょう．

2) 人数・時間

　プロセス・レコードの作成は個人で行いますが，後に3〜4人一組のグループとなって振り返ります．何人でも同時に体験することができます．

　各自がプロセス・レコードの作成を事前に終えているとして，3〜4人がグループ内で振り返るのに，60分ほど必要です．

No. _____

報告者：	所属(番号)：	日付： 年 月 日
フォロワーのプロフィール(個人が特定されないよう，プライバシーに配慮しながら簡潔に)		

自分の言葉	フォロワーの言葉	考　察

図 24　プロセス・レコードの記入用紙

報告者：令和 花子	所属(番号)：１２３	日付：2021年2月28日
フォロワーのプロフィール(個人が特定されないよう，プライバシーに配慮しながら簡潔に) 昨年4月に入職したスタッフ，年間目標の作成で相談にのっている時の会話．		

自分の言葉	フォロワーの言葉	考　察
①来年度の目標，設定できた？		
	②自由に設定しなさいと，師長に言われたのですが…．(うかない表情)	この表情を見逃さないことが大切．
③「自由」と言っても，何でもいいというわけではなく，今の自分のラダーから次のラダーに進むためには何が必要なのかを考えて，たとえば先輩がいなくてもマニュアル通りに仕事ができるとか．	④それにします．	ティーチングになってしまったが，本人が心から納得したか疑問．「たとえば，次のラダーに進むために，どういう目標が考えられる？」と質問したほうがよかった．

図 25　プロセス・レコード(記入例)

3) 準備

　プロセス・レコードの記入用紙(図 24)を 1 人 1 枚ずつ，用意しておきます．各参加者はプロセス・レコードを作成するための筆記用具を持参します．

　会場ではテーブルと椅子が必要です．階段教室のようにテーブルと椅子が動かせない会場では実施が困難です．

4) 進め方

①あなたが気になっているフォロワーとの会話について，その流れがわかるように発話順に①②③…の番号をつけながら，「自分の言葉」と「フォロワーの言葉」を思い出せる限り，具体的に記入していきます(図 25)．もしも，言葉以外の方法(語調，動作，表情など)でメッセージのやりとりがあったならば，カッコ(　)でくくって記入してください．そして，「自分の言葉」と「フォロワーの言葉」を振り返り，自分で気づいたことを「考察」に記入していきま

す.「考察」には，言葉の奥にある自分やフォロワーの本音，望ましいと思われる自分の言葉，自分の言葉の技法名などを考えて，記入します.

②たとえば5分間の会話のプロセス・レコードを作成するために，少なくとも10分間は必要となります．プロセス・レコードが完成したところで，3～4人一組となり，テーブルを囲んで着席して，プロセス・レコードを発表する順番を決めます.

③まずは1番目に報告する人が，プロセス・レコードをほかの人が見えるようにテーブルの中央におき，ペン先で言葉を指しながら，やりとりと自分の気づきを5分ほどで報告します．報告を終えたら，そのケースについて気づいたことを，グループのメンバーが10分ほどで報告し合います．グループのメンバーによる気づきは赤ペンを使い，「考察」に書き加えていきます.

④グループのメンバー全員が順番に，③を繰り返します.

5) 補足

自分のケースをグループ内で報告する際には，プロセス・レコードに登場するフォロワーのプライバシーが守られるように，十分に配慮することが求められます．「フォロワーのプロフィール」では個人の氏名を仮名にするなどして，個人を特定できないようにします．会話の内容を理解するための助けとなるような情報に限定して，書き込むようにしましょう.

時間に余裕があれば，各グループのなかでケースを1つ選んで，全体で分かち合います．書画カメラ（実物投影機）を使ってプロセス・レコードを示しながら，1ケースを5分ほどで発表し，全体（全員）で気づいたことを10分ほど出し合うと，いっそう豊かな気づきが得られます.

フォロワーの満足度を知り，自分の接し方を改善するリーダーシップのフィードバック

1) ねらい

　自分では支持的に接しているつもりでも，フォロワーからみれば指示的かもしれません．自分では的確に指示を出しているつもりでも，その指示にフォロワーは戸惑っているかもしれません．リーダーシップを発揮する場においては，リーダーがどういうつもりだったかよりも，フォロワーにどのように伝わったかのほうが重要なのです．

　ここで紹介する「リーダーシップのフィードバック」では，自分の接し方をフォロワーがどのように受け取っているのかを知ることにより，自分の接し方を改善することを目指します．このフィードバックをリーダーによる目標の自己管理に導入すれば，日ごろの自分のリーダーシップスタイルを振り返ることになり，よりよいリーダーシップスタイルを自ずと身につけることになるのです．

2) 人数・時間

　リーダーは１人で取り組みますが，アンケートに答えてもらうフォロワーは少人数だと答えにくくなります．フォロワーの数が何人以上だとよいとは簡単にはいえず，多いほうがよいのですが，とりあえずの目安は８人以上と考えてください．

　フォロワーの人数が多いほど，集計に時間がかかります．20名分ほどの回答を集計し，丁寧に考察を加えると，60分はかかるでしょう．

3) 準備

　「接し方と満足度」調査票(表12)はフォロワーの人数分，必要です．リーダー用には「接し方と満足度」集計・考察シート(図26)が１枚必要になります．

　調査票や集計・考察シートに記入するために，リーダーとフォロワーのいずれにも，筆記用具が必要となります．

4) 進め方

　①リーダーは「接し方と満足度」調査票の下線部分に自分の氏名，提出締切日，提出場所を書き加えます．提出締切日は配布日から２〜３日後，提出場所は

表12 「接し方と満足度」調査票

あなたに対する私 ＿＿＿＿＿＿＿＿＿＿＿＿ の接し方と満足度について，Q1とQ2の質問に匿名でお答えください．

このアンケート用紙は ＿＿＿月＿＿＿日までに，＿＿＿＿＿＿＿＿＿＿＿へ提出してください．

Q1. あなたに対して私は，どのように接することが多いですか．次の1〜4の中で最も近いものを1つ選び，数字に○をつけてください．

   1. あまり口出しせず，任せることが多い．

   2. あなたに意見や考えを求め，「じゃ，そうしましょう」と，支持・賛成することが多い．

   3. 「…してみては」「…してはどうですか」と，助言することが多い．

   4. 「…しなさい」「…してください」と，指示・指図することが多い．

Q2. あなたに対する私の接し方に，あなたは満足していますか．
   次の1〜5の中から1つ選び，数字に○をつけてください．

         やや不満である   ほぼ満足である

      1 ………… 2 ………… 3 ………… 4 ………… 5

   不満である   どちらでもない   満足である

               ＊質問は以上です．ご協力ありがとうございました．

「事務室のレターケース」などとフォロワーが提出しやすい場所にします．

②フォロワーの人数分を印刷・配布して，調査を実施します．

③記入例（図27）を参考にしながら，回収した調査用紙を集計して，考察を加えたうえで目標を設定してください．

5）補足

　不本意な結果が戻ってきたとしても，教えてくれたフォロワーに感謝し，今後にいかしていきましょう．不本意な結果を返してきたフォロワーを特定しようとしたり，特定のフォロワーに報復したりすれば，リーダーはフォロワーに二度と信頼されなくなるでしょう．

　集計した結果，たとえ指示が多いという結果になったとしても，スタッフが満足していれば，とりあえず問題はないでしょう．もしも指示が多くて不満も多いのならば，もっとうまく指示を出すように心がけるか，指示から助言や支持へと接し方を変えていくことを考える必要があります．

氏名：＿＿＿＿＿＿＿＿　所属(番号)：＿＿＿＿＿＿＿　作成日：＿＿年＿＿月＿＿日

配布開始日	最終回収日	対象者数	有効回答数	有効回答率
月　　日	月　　日	名	票	％

有効回答数	不満＋やや不満	どちらでもない	ほぼ満足＋満足	無回答	
100 ％ 名	％ 名	％ 名	％ 名		％ 名
委任が多い	不満＋やや不満	どちらでもない	ほぼ満足＋満足	無回答	
％ 名	％ 名	％ 名	％ 名		％ 名
支持が多い	不満＋やや不満	どちらでもない	ほぼ満足＋満足	無回答	
％ 名	％ 名	％ 名	％ 名		％ 名
助言が多い	不満＋やや不満	どちらでもない	ほぼ満足＋満足	無回答	
％ 名	％ 名	％ 名	％ 名		％ 名
指示が多い	不満＋やや不満	どちらでもない	ほぼ満足＋満足	無回答	
％ 名	％ 名	％ 名	％ 名		％ 名
無回答	不満＋やや不満	どちらでもない	ほぼ満足＋満足	無回答	
％ 名	％ 名	％ 名	％ 名		％ 名

※太枠内の各パーセンテージを合計すると 100％ になるように，パーセンテージを求めてください.

考察：

目標：

図 26　「接し方と満足度」集計・考察シート

氏名： 令和 花子　　　所属(番号)： 1 2 3 4　　　作成日： 2021 年 10 月 1 日

配布開始日	最終回収日	対象者数	有効回答数	有効回答率
9 月 1 日	9 月 14 日	100 名	100 票	100 %

有効回答数	不満＋やや不満	どちらでもない	ほぼ満足＋満足	無回答
100 % 100 名	33 % 33 名	35 % 35 名	27 % 27 名	5 % 5 名
委任が多い	不満＋やや不満	どちらでもない	ほぼ満足＋満足	無回答
5 % 5 名	60 % 3 名	0 % 0 名	0 % 0 名	40 % 2 名
支持が多い	不満＋やや不満	どちらでもない	ほぼ満足＋満足	無回答
30 % 30 名	17 % 5 名	17 % 5 名	67 % 20 名	0 % 0 名
助言が多い	不満＋やや不満	どちらでもない	ほぼ満足＋満足	無回答
30 % 30 名	17 % 5 名	67 % 20 名	17 % 5 名	0 % 0 名
指示が多い	不満＋やや不満	どちらでもない	ほぼ満足＋満足	無回答
30 % 30 名	67 % 20 名	17 % 5 名	7 % 2 名	10 % 3 名
無回答	不満＋やや不満	どちらでもない	ほぼ満足＋満足	無回答
5 % 5 名	0 % 0 名	100 % 5 名	0 % 0 名	0 % 0 名

※太枠内の各パーセンテージを合計すると 100％ になるように，パーセンテージを求めてください．

考察：
　スタッフの満足度は，「不満」と「やや不満」とを合わせて 33％，「どちらでもない」が 35％，「ほぼ満足」と「満足」とを合わせて 27％であった．
　「接し方」別に満足度を見ると，「支持が多い」では 67％のスタッフが満足しているのに対して，「指示が多い」では 67％のスタッフが不満を抱いており，したがって，指示的に接しているスタッフ（30 名）へのかかわり方を，考え直す必要がある．
　不満の背景として，自立度が高いスタッフにも，指示的に接している可能性がある．今後，指示的に接しているスタッフの自立度を再チェックして，その結果に応じて，かかわり方を助言や支持へと意識的に変えていこうと思う．また，自立度の低いスタッフに対しても，納得してもらえるように，指示の出し方を改善していきたい．

目標：
　6 か月後に（ほぼ満足＋満足）が50％を超えるようにしたい．

図 27 「接し方と満足度」集計・考察シート（記入例）

3 | 場面対応モデルに基づくトレーニング

場面対応モデルとは

　ここでいう場面対応モデルとは，交流分析でいう CP（批判的な親心），NP（養育的な親心），A（理性的な大人心），FC（自由な子ども心），AC（従順な子ども心）の 5 つの心を組み合わせて，各場面にふさわしいリーダーとフォロワーの関係を説明するものです．

　危機対処時には，リーダーが CP を前面に出して厳格な態度で臨み，それに対してフォロワーは AC で従順に応えることが必要です．会議のときには，リーダーとフォロワーが互いに A を出さないと，合理的な話し合いは望めません．通常のときには，リーダーが NP を出して養育的となり，フォロワーの明るく元気な FC を引き出すのがよいでしょう．そして，仕事を離れた遊びのときには，立場に関係なく互いに FC を出すと，楽しくなるのです（図28）．

　誰がリーダーになり，フォロワーになるかは，チームの課題によって決まります（p49「患者中心のチーム医療」）．つまり，リーダーも課題によってはフォロワーになるので，5 つの心は誰にとっても必要となり，各場面に応じてうまく出し入れすることが求められるのです．ただし，どれかの心が自分に不足していたとしても，それが強い人にリーダー役やフォロワー役を担ってもらえば，うまくいくことになります．つまり，5 つの心をすべて強めなくても，メンバーそれぞれの強みと弱みをうまく組み合わせることができれば，各場面に対応することができるのです．

　もしもうまく出し入れできなかったり，組み合わせができなかったりすれば，次のようなふさわしくない関係に陥ることにもなるでしょう．つまり，CP と FC で抑圧と反抗の関係になったり，NP と AC で甘やかしと依存の関係になったり，CP と CP で相互批判を繰り返したり，NP と NP で相互に甘やかしたり，FC と FC で相互に自分勝手になったり，AC と AC で相互に依存したりするのです．

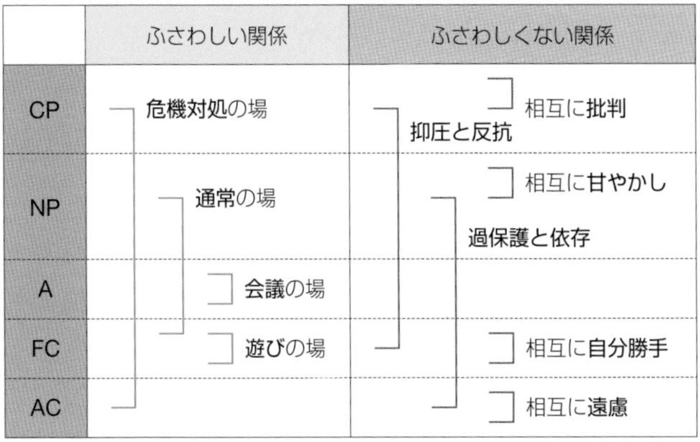

	ふさわしい関係	ふさわしくない関係
CP	危機対処の場	相互に批判 抑圧と反抗
NP	通常の場	相互に甘やかし 過保護と依存
A	会議の場	
FC	遊びの場	相互に自分勝手
AC		相互に遠慮

図 28 　各場面に応じたリーダーとフォロワーの関係（図 9 の再掲）

　この場面対応モデルは 1 対 1 の関係だけではなく，グループ全体の望ましい関係も説明しています．チームワークを学ぶ「協力ゲーム」を体験した後に，次のような一連の体験学習に取り組めば，各場面にふさわしいチームの関係を強化することができます．

　まず，Questions 4「あなたのエゴグラムは？」（p53）に取り組むことで，5 つの心を具体的にイメージします．そのうえで，会議時の関係を学ぶ「カンファレンス・トレーニング」，危機対処時の関係を学ぶ「ブラインド・ワークⅡ」，通常時の関係を学ぶ「ブレーンストーミング」などに取り組めば，各場面に応じた関係を身につけることができるのです．また，Questions 5「フォロワーから見たあなた（リーダー）のエゴグラムは？」（p60）や「性格フィードバック」（p145）に取り組めば，各場面での自分の接し方を修正することにもつながります．

チームワークについて学ぶ
協力ゲーム

1) ねらい

　各場面に応じた関係を学ぶ前に，まずは協調関係の基礎を学びます．基礎を身につけたうえで，さらに，それを各場面にふさわしい関係へと発展させていきます．

　協調関係とは，メンバー間に共通の目標があり，その目標にメンバー全員が，同時に到達することを特徴とする関係です．目標に到達するために，メンバー間で役割が分担されることも多く，役割が細分化された高度な組織へと発展することもあります．

　それに対して，メンバー間に共通の目標はあるが，特定のメンバーの目標到達がほかのメンバーの不到達につながる関係を競争関係といいます．メンバー間の意思疎通や友好的な雰囲気などの点において，競争関係よりも協調関係のほうが優れていることはいうまでもありません．

　組織を構成するメンバーは，基本的に協調関係で結ばれています．各メンバーがそれぞれの地位に基づく特定の役割を担いながら，互いに補完し合うことで，チームワーク（組織全体としての働き）を実現しているのです．

　ここに紹介する協力ゲームは，協調関係を形成・強化するためのトレーニングです．

2) 人数・時間

　2人以上であれば，基本的に何人でも体験できます．ただし，ここで取り組む作業は，4人前後で体験するのが最も効果的です．そのために，3〜5人一組のグループを，1つ以上作ることのできる人数が望まれます．グループ間で人数は同じであることが理想です．ただし，参加人数によっては4人一組を基準にして，一部のグループだけが3人，もしくは5人になっても構いません．

　作業のためのカードを用意して，最初の作業を終えるのに15分間は必要です．そのうえで体験を振り返り，自己決定したうえで，もう一度作業に取り組みます．そうすると，課題を理解する時間も含めて，少なくとも50分間は必要になります．

```
Q W E R T Y U I O P

A S D F G H J K L

Z X C V B N M
```

図 29　作業カード

3) 準備

　作業カード(図 29)を 1 人につき 2 枚ずつ用意しておかなければなりません.すぐに体験できるように,作業カード 4 枚が本書の巻末に綴じ込んであります.各参加者は筆記用具(鉛筆もしくはシャープペンシルと消しゴム)を持参します.

　会場では,参加人数分のテーブルと椅子が必要になります. 4 人前後でテーブルを囲みますので(p83 の図 17),テーブルや椅子が床に固定されている階段教室などでは不都合です.椅子に付いた折り畳み式テーブルも,狭すぎて作業に不自由します.

　また,時間を測定するために,タイマーがあると便利でしょう.

4) 進め方

　① 4 人一組となり,テーブルを囲んで着席します.

　② 1 枚目の作業カードを各自が適当に破り 5 枚の紙切れを作ります.

　③世話役を 1 人決めて,各自が作った紙切れをすべて,世話役の手元に集めます.

　④世話役は手元の紙切れを十分にかき混ぜたうえで,ちょうどトランプのカードを配るように,自分も含めた 4 人に同じ枚数の紙切れを配ります.

　⑤合図とともに 4 人はそれぞれに,紙切れを交換しながら元のカードを再現します(図 30).作業中に,ほかの人の紙切れを勝手に持っていくことはできず,ほかの人に紙切れを回すことしかできません.

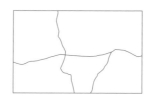

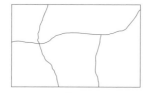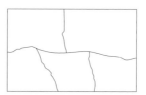

図 30　カードの再現例（図 18 再掲）

⑥作業を開始して 5 分が経過したところで，完成していなくても作業を中断します．そして，まずは 1 人で 3 分間ほど，体験を振り返り，「作業を早く終えるために心がけること」を思いつく限り，「気づきノート」（p123）に箇条書きします．

⑦3 分が経過したところで，先ほどの 4 人一組となり，5 分間ほどで互いの気づきを発表します．自分が気づかなかったことで，ほかの人が気づいたことは，各自が「気づきノート」に書き加えていきます．

⑧たくさんの気づきが得られたところで，各自が取捨選択をして，アンダーラインを引きながら「よし，次はこれでやろう」と自己決定してください．自己決定したことは，グループのメンバーに報告してください．

⑨報告が終わったところで，もう一度③〜⑤に取り組んでみましょう．

※ 3 人一組の場合にはカードを 6 枚の紙切れにして，5 人一組の場合にはカードを 4 枚の紙切れにします．いずれの場合にも作業時間は，4 人一組の場合と同じ 5 分間です．

気づきノート

協力ゲームの体験を振り返り，「作業を早く終えるために心がけること」を思いつく限り，箇条書きしてください．

5）補足

　5分間に時間を限定して行うのではなく，4人とも完成させるまでに経過した時間を，1回目と2回目とで比較するのもよいでしょう．振り返りの過程での気づきが豊かなほど，時間は短縮されるはずです．

　「作業を早く終えるために心がけること」として，たとえば次のようなことがあげられます．

1. 自分の手元にある紙切れだけではなく，ほかの人の手元にある紙切れもよく見ることにより，自分も含めた全体を把握する．
2. 自分の紙切れをほかの人からもよく見えるようにしておく．
3. 自分では使いようのない紙切れは，いつまでも手元に置いておかず，すばやくほかの人に回す．
4. ほかの人に紙切れを回す際には，その紙切れを誰が必要としているのかを判断する．
5. 早く完成しそうな人を，先に終わらせる．

　これらの気づきは，いずれも協調関係を築くうえで，欠かせないものばかりです．つまり，自分1人では処理できない問題をいつまでも抱えてはならず，その問題を誰かに引き渡す際には，誰（どこ）に渡せばよいのかを的確に判断しなければならず，そのためには自分も含めた全体の動きが見えていなければならないのです．

　作業中に自分の手元に多くの紙切れが集まった人は，自分だけを見ていた可能性があります．また，作業中に紙切れが少ししか手元に残らなかった人は，周りばかりを見ていた可能性があります．協力ゲームを繰り返すことにより，自分も含めた全体が見えるようになると，次に紹介する各場面での関係も，築きやすくなります．

会議時の関係を学ぶ
カンファレンス・トレーニング

1) ねらい

　会議では本来，複数の人が知恵や知識を持ち寄ることにより，1人では出すことができないような最善の結論に至るはずです．ところが，話し合った結果，おかしな結論に至ることが，実際の会議ではたびたびあります．それは，合理的に話し合いがなされていないからであり，そのような非合理の一例が，「嫌いな人の意見だから反対する」(p59 Topics 11 参照)という態度です．

　話し合いで必要なのは，交流分析の5つの心で言えば，ほかならぬA(理性的な大人心)です．互いにAを前面に出して話し合えば，最善の結論に至るはずなのです．リーダーは会議のときに，自分のAを前面に出して，フォロワーにかかわります．そうすることで，フォロワーのAを引き出せば，実り多い会議になるはずです．

　ここに紹介するカンファレンス・トレーニングは，会議のときに望まれるAとAの関係を築き，強化するためのトレーニングです．互いが本当のAで臨み，理性的・合理的に話し合うほど，グループ効果もリソース活用度も高得点となるでしょう．個人の考えよりも話し合った結果のほうが優れていた場合に，グループ効果はプラスになります．また，正しい人の意見が話し合いでいかされた場合に，リソース活用度は0もしくはプラスになります．

2) 人数・時間

　先の協力ゲームと同様に2名以上であれば，基本的に何人でも体験できます．ただし，ここでの話し合いも4人前後が最も効果的であり，そのために，3〜5人一組のグループを1つ以上作れる人数が望まれます．グループ間で人数は同じであることが理想です．ただし，参加人数によっては4人一組を基準にして，一部のグループだけが3人，もしくは5人になっても構いません．

　最初の10分間に，1人で設問に取り組み，互いの答えを作業カードに書き写します．そして，10分間の話し合いの後に，グループ効果とリソース活用度を求めて，体験を振り返ります．振り返りの後に自己決定して，もう一度，別の設問で同じことを繰り返しますので，課題を理解したり計算したりする時間も含め

ると，90分は必要になるでしょう.

3）準備

　1人につき，2種類の問題カード（図31, 33）と2種類の作業カード（図32, 34）とを用意しておかなければなりません. 参加者はそれぞれ，筆記用具（鉛筆もしくはシャープペンシルと消しゴム）を持参します.

　会場では，参加人数分のテーブルと椅子が必要になります. 1人で設問に取り組んだ後，4人前後でテーブルを囲みますので（p83, 図17），テーブルや椅子が床に固定されている階段教室などでは不都合です.

　また，時間を測定するために，タイマーがあると便利でしょう.

4）進め方

①まずは問題カードⅠ（図31）の設問を1人で考えて，a, b, cのいずれかに○をつけます.

②2〜5人で1グループとなり，メンバー全員の名前と答えを作業カードⅠ（図32）の個人決定の欄に書き写します. 複数のグループができた場合には，グループA, B, C……を決めておきます.

③メンバー全員で10分間，話し合い，より正しい答えを集団決定の欄に書いていきます.

④10分が経過したところで，正解（p133）を見ながら，各メンバーの正解数と集団決定の正解数を数えます.

⑤個人で最も正解数が多かった人の正解数（a），個人の正解数の平均（b），集団決定の正解数（c）を，作業カードⅠに書き込みます.

⑥グループ効果（c−b）とリソース活用度（c−a）を求めます.

⑦グループ効果とリソース活用度を求めたら，1人で3分間ほど，体験を振り返ります. 「グループ効果とリソース活用度を高めるために心がけること」を思いつく限り，各自が「気づきノート」（p131）に箇条書きしましょう.

⑧3分間が経過したところで，先ほどの2〜5人一組となり，5分間ほどで互いの気づきを発表しましょう. 自分が気づかなかったことで，ほかの人が気づいたことは，各自が「気づきノート」に書き加えていきます.

⑨たくさんの気づきが得られたところで，各自が取捨選択をして，アンダーラインを引きながら「よし，次はこれでやろう」と自己決定してください. 自己

決定したことは，グループのメンバーに報告してください．

⑩報告が終わったところで，自己決定したことをいかしながら，今度は問題カードⅡ（図33）と作業カードⅡ（図34）を使って，①〜⑥にもう一度取り組みます．

多様なテーマの3択問題が10問あります．まず，1人で考えて，a. b. c. のいずれかに○を付けてください．

問題 1. 次の都市のうち，一番北にあるのは？
      a. パリ   b. 札幌   c. ニューヨーク

問題 2. 次の都府県のうち，最も面積の狭いのは？
      a. 東京都   b. 大阪府   c. 沖縄県

問題 3. 次の食品(各100 g)のうち，最も鉄分の少ないのは？
      a. カレー粉   b. 乾燥ひじき   c. 豚レバー

問題 4. 100 kcal のエネルギーを消費するために，最も時間のかかる運動は？
      a. エアロビクス   b. 階段の昇り降り   c. 縄跳び

問題 5. 1987 年に出版された村上春樹の小説のタイトルは？
      a. ノルウェイの森   b. スウェーデンの森   c. フィンランドの森

問題 6. 日本語の「聴く」に最も近い英語表現は？
      a. ask   b. hear   c. listen

問題 7. ウイルスが原因で発症するのは？
      a. インフルエンザ   b. ハンセン病   c. コレラ

問題 8. 「自己決定の尊重」を最初に提唱したのは？
      a. ナイチンゲール   b. ヒポクラテス   c. バイスティック

問題 9. 次のうち，最も古い出来事は？
      a. ルネッサンス   b. 宗教改革   c. 市民革命

問題 10. メンバーの役割によってユニホームの色が異なる競技は？
      a. バスケット   b. 野球   c. サッカー

図31　問題カードⅠ

集計表

問　題＼メンバー	個人決定 1	2	3	4	5	6	平均	集団決定	正解
1. 北の都市									
2. 都府県の面積									
3. 鉄分									
4. 運動									
5. 村上春樹									
6. 聴く									
7. ウイルス									
8. 自己決定の尊重									
9. 古い出来事									
10. ユニホームの色									
正　解　数									

グループ間の比較

グループ	A	B	C	D	E	F
a. 個人の最大正解数						
b. 個人の正解数の平均						
c. 集団の正解数						
d. グループ効果　（c−b）	＋　−	＋　−	＋　−	＋　−	＋　−	＋　−
e. リソース活用度　（c−a）	＋　−	＋　−	＋　−	＋　−	＋　−	＋　−

図 32　作業カードⅠ

　多様なテーマの3択問題が10問あります．まず，1人で考えて，a．b．c．のいずれかに○を付けてください．

問題1．次の都市のうち，首都であるのは？
　　　　　a．トロント　　b．シドニー　　c．ウェリントン
問題2．次の河川のうち，河口が県境でないのは？
　　　　　a．利根川　　b．多摩川　　c．長良川
問題3．次の食品（各100g）のうち，コレステロールの最も多いのは？
　　　　　a．すじこ　　b．卵黄　　c．豚レバー
問題4．腹囲を1cm減らすために消費しなければならないカロリーは？
　　　　　a．4,000kcal　　b．7,000kcal　　c．10,000kcal
問題5．吉野源三郎作の『君たちはどう生きるか』に登場する主人公の名前は？
　　　　　a．ゲン君　　b．水谷君　　c．コペル君
問題6．日本語の「家庭」に最も近い英語表現は？
　　　　　a．house　　b．home　　c．family
問題7．菌が原因で発症するのは？
　　　　　a．ペスト　　b．スペイン風邪　　c．新型コロナ
問題8．「守秘義務」を最初に提唱したのは？
　　　　　a．ナイチンゲール　　b．ヒポクラテス　　c．バイスティック
問題9．次のうち，最も新しい出来事は？
　　　　　a．オイルショック　　b．バブル経済　　c．リーマンショック
問題10．1チーム9人で編成されるスポーツは？
　　　　　a．バスケット　　b．野球　　c．サッカー

図33　問題カードⅡ

集計表

メンバー / 問　題	個人決定 1	2	3	4	5	6	平均	集団決定	正解
1. 首都									
2. 河口									
3. コレステロール									
4. 腹囲1cm									
5. 吉野源三郎									
6. 家庭									
7. 菌									
8. 守秘義務									
9. 新しい出来事									
10. 1チーム9人									
正　解　数									

グループ間の比較

グループ	A	B	C	D	E	F
a. 個人の最大正解数						
b. 個人の正解数の平均						
c. 集団の正解数						
d. グループ効果 (c−b)	+　−	+　−	+　−	+　−	+　−	+　−
e. リソース活用度 (c−a)	+　−	+　−	+　−	+　−	+　−	+　−

図34　作業カードII

気づきノート

　問題カードⅠによる体験を振り返り，「グループ効果とリソース活用度を高めるために心がけること」を思いつく限り，箇条書きしてください．

5）補足

　いずれの問題カードも，地理，栄養，文学，スポーツなど，多様な問題から成り立っています．メンバーそれぞれに得手・不得手があり，強みと弱みがあります．そこで，上下関係を作らず，対等な関係で理性的・合理的に話し合うことにより，互いの得手（強み）をいかし，互いの不得手（弱み）を補い合う効果的なチームワークが実現するのです．

　グループ効果がプラスになれば，話し合ってよかったことになります．もしも±0になれば，話し合っても合わなくても，同じであったことになります．マイナスになれば，話し合わないほうがよかったことになるのです．

　また，リソース活用度がプラスや±0になれば，正しい人の意見がいかされたことになります．もしもマイナスになれば，誰かが正しい人の意見をつぶしたか，正しい人が遠慮したことになるでしょう．

　Aの背後に別の心が潜む「仮性のA」で会議に臨むと，合理的な話し合いは期待できません．たとえば，Aの背後にCP（批判的な親心）を潜ませて「生意気だ」と思っていたり，FC（自由な子ども心）を潜ませて「冗談じゃないわよ」と反発していたりすると，自分の意見を変えざるを得ないときに不快感を伴い，気持ちよく意見を変えられないのです．合理的な話し合いで大切なのは，互いが本当のAを出すことです．

　「グループ効果とリソース活用度を高めるために心がけること」として，たとえば次のようなことがあげられます．

1. 声の大きな人や地位の高い人の意見に惑わされない．
2. 多数意見に流されず，少数意見にも耳を傾ける．
3. たとえ少数意見でも遠慮せず，自分の考えをはっきりと説明する．
4. たとえ皆が同じ考えでも，もう一度，本当かどうか疑ってみる．
5. 正しいと思っていた自分の考えも，自分の思い込みではないかと疑ってみる．
6. 誰かの説明に納得したら，気持ちよく自分の意見を変える．
7. 話し合いの過程に感情をもち込まない．

問題カード I の正解

問題 1. ⓐ. パリ　北緯 49 度　　b. 札幌　北緯 43 度　　c. ニューヨーク　北緯 41 度
問題 2. a. 東京都 2,194 km²　ⓑ. 大阪府 1,899 km²　　c. 沖縄県 2,281 km²
問題 3. a. カレー粉 28.5 mg　　b. 乾燥ひじき 55.0 mg　　ⓒ. 豚レバー 13.0 mg
問題 4. ⓐ. エアロビクス 25 分　　b. 階段の昇り降り 21 分　　c. 縄跳び 13 分
問題 5. ⓐ. ノルウェイの森　　b. スウェーデンの森　　c. フィンランドの森
問題 6. a. ask　　b. hear　　ⓒ. listen
問題 7. ⓐ. インフルエンザ　　b. ハンセン病　　c. コレラ
問題 8. a. ナイチンゲール　　b. ヒポクラテス　　ⓒ. バイスティック
問題 9. ⓐ. ルネッサンス　　b. 宗教改革　　c. 市民革命
問題 10. a. バスケット　　b. 野球　　ⓒ. サッカー

問題カード II の正解

問題 1. a. トロント　　b. シドニー　　ⓒ. ウェリントン
問題 2. a. 利根川　　b. 多摩川　　ⓒ. 長良川
問題 3. a. すじこ 510 mg　　ⓑ. 卵黄 1,300 mg　　c. 豚レバー 250 mg
問題 4. a. 4,000 kcal　　ⓑ. 7,000 kcal　　c. 10,000 kcal
問題 5. a. ゲン君　　b. 水谷君　　ⓒ. コペル君
問題 6. a. house　　ⓑ. home　　c. family
問題 7. ⓐ. ペスト　　b. スペイン風邪　　c. 新型コロナ
問題 8. a. ナイチンゲール　　ⓑ. ヒポクラテス　　c. バイスティック
問題 9. a. オイルショック 1973 年　　b. バブル経済 1986〜1990 年頃　　ⓒ. リーマンショック 2008 年
問題 10. a. バスケット 5 人　　ⓑ. 野球 9 人　　c. サッカー 11 人

危機対処時の関係を学ぶ
ブラインド・ワークⅡ

1) ねらい

　患者の容体が急変したり，地震や火災などの災害が発生したりするなど，看護の場で危機に直面することはめずらしくありません．

　危機に直面しているときに，リーダーが A(理性的な大人心)を出して「ここはひとつ，理性的に話し合いましょう」などと言っている場合ではありません．また，NP(養育的な親心)を出して「失敗しても構わないから」などと言うわけにもいきません．

　危機対処時に必要なのは，CP(批判的な親心)と AC(従順な子ども心)の関係です．つまり，リーダーが CP を前面に出して臨み，厳格な態度で指示を出します．それに対してフォロワーは AC で臨み，リーダーの指示に従順に応えるのです．

　ここに紹介するブラインド・ワークは，危機対処時に必要な関係を学ぶ体験です．全員が目隠しをして，制限時間内に課題を達成する共同作業を通して，CPと AC の関係の形成・強化をねらいます．

2) 人数・時間

　4 人一組でスタートして，5 人，6 人，7 人と人数を増やしていきます．したがって，体験するのに少なくとも 4 人は必要となり，4 人以上であれば何人でも体験できます．ただし，人数が多くなりすぎると，1 人が体験できる回数が少なくなります．人数がおよそ 30 名を超えたら，2 つのグループに分けるのがよいでしょう．

　課題を理解した後に 1 分間，作戦を話し合います．そのうえで目隠しをして 2 分間，課題を達成するための作業に取り組みます．作業が終わってから振り返り，自己決定したうえで，さらに体験を繰り返します．体験を重ねれば重ねるほど，学習効果が高まりますので，少なくても 90 分は用意しておきたいところです．

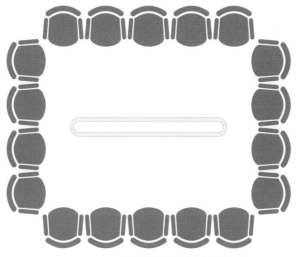

図 35　椅子で囲んだ広場

3) 準備

　参加者は全員が目隠しの道具を持参します．アイマスク，ヘアバンド，スポーツタオル，スカーフなど，目を覆って頭の後ろでくくれる物であれば何でも構いません．また，体験を振り返る際には，筆記用具（鉛筆もしくはシャープペンシルと消しゴム）も必要となります．

　会場には参加人数分の椅子が必要になります．テーブルを片づけて，できるだけ大きなスペースを作り，参加者全員が椅子だけを使って，そのスペースを取り囲むように座ります（図 35）．そして，ひも（8 m ほどの長さ）の両端を結んで輪にしたものを，あらかじめ無造作にスペースの中央に置きます．時間を測定するために，タイマーもあると便利でしょう．

4) 進め方

①参加者のうちの 4 人が，目隠し（アイマスクやヘアバンドなど）を手にして，床に置いたひもの周りに集まります．

②まずは目隠しをせず，ひもにも触れずに，課題を達成するための作戦を 4 人で 1 分間話し合います．課題は，4 人とも目隠しをして，床のひもを持ち上

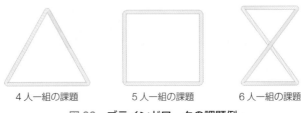

４人一組の課題　　　　５人一組の課題　　　　６人一組の課題

図36　ブラインドワークの課題例

げて２分間で正三角形を作ることです．

③１分が経過したところで，４人とも目隠しをしてひもを持ち上げます．そして，目隠しをしたまま４人で協力して，ひもで正三角形を作ります．

④２分が経過したところで，たとえ完成していなくても，目隠しをしたまま，ひもを床の上に置きます．

⑤床の上のひもを片手で抑えながら，もう一方の手で目隠しを外し，成果を確認します．

⑥各自が１人で３分ほど振り返り，「課題を達成するために心がけること」を思いつく限り，「気づきノート」(p137)に箇条書きします．

⑦３分が経過したところで，４人一組となり，５分間ほどで互いの気づきを発表しましょう．自分が気づかなかったことで，ほかの人が気づいたことは，各自が「気づきノート」に書き加えていきます．

⑧たくさんの気づきが得られたところで，各自が取捨選択をして，アンダーラインを引きながら「よし，次はこれでやろう」と自己決定してください．自己決定したことは，グループのメンバーに報告してください．

⑨報告が終わったところで，自己決定したことをいかしながら，課題を達成するまで②〜⑤を繰り返します．

⑩４人が課題を達成したところで，観察していたほかの参加者も順に，５人１組，６人１組と人数を増やしていきながら，さらに困難な課題(図36)に取り組んでください．

気づきノート

　ブラインド・ワークⅡの体験を振り返り，「課題を達成するために心がけること」を思いつく限り，箇条書きしてください．

5) 補足

「課題を達成するために心がけること」として，たとえば次のようなことがあげられます.

1. 互いに顔を見合わせて，様子うかがいをしない.
2. 互いが勝手な動きをしない.
3. 最初から最後まで，誰か1人がリーダーとなる.
4. リーダーは迷いを見せず，堂々とした態度で指示を出す.
5. 複数の人間が仕切らない.
6. 複雑な作戦は立てない.

誰もリーダーシップを発揮せず，互いに顔を見合わせているだけでは，課題をうまく達成できません. 逆に，複数の人がリーダーシップを発揮すると，指揮系統が乱れてしまい，「船頭多くして船山に登る」という事態になりかねないのです.

危機対処時にリーダーは1人で十分です. 誰か1人が厳格な態度でリーダーシップを発揮して，「こうしてください」「ああしてください」とてきぱきと指示を出すことが必要なのです.

また，複雑な手順による作業は，それがたとえ名案だとしても，危機対処時にふさわしくありません. できるだけ単純な作戦を立てて，確実にこなすほうがよいでしょう.

通常時の関係を学ぶ ブレーンストーミング

1) ねらい

理論編でも触れたように，仕事が苦役になるのではなく，遊びと同じく自然な楽しいものになることの大切さを，マクレガーは X-Y 理論において指摘しました(p17). 苦役としての仕事に耐えて，そのストレスを余暇で発散するよりも，仕事そのものを楽しんだほうが，労働意欲も高まるでしょうし，精神衛生上もはるかに優れているといえます.

危機対処時でもない通常時にまで，リーダーが CP(批判的な親心)で臨めば，フォロワーも息が詰まってしまい，仕事を楽しむどころではなくなります.

また，通常時にも A(理性的な大人心)を前面に出したリーダーのもとでは，目的合理性のみが職場を支配して楽しむ余裕がなくなり，そればかりかいきいきとした自然な動きも思考によって制止されかねません.

仕事を楽しむためには，FC(自由な子ども心)の肯定的な側面である明るさが必要です. そして，フォロワーの肯定的な FC を引き出すためには，リーダーの NP(養育的な親心)が欠かせないのです. ここに紹介するブレーン・ストーミングは，NP と FC の関係を形成・強化する体験学習です. NP と FC の関係が形成・強化されるにつれて，元気で明るい雰囲気の職場となります.

2) 人数・時間

2 人以上であれば，何人でも同時に体験できます. 3〜4 人が一組になると，最も効果的な体験になります. 参加人数が多い場合には，3〜4 人一組のグループを複数作るとよいでしょう. その際には，グループ間で人数のばらつきが少なくなるように調節する必要があります.

筆記係を 1 人決めて，3 分間の作業をします. その後に振り返りをして，自己決定したうえで，もう一度同じ作業に取り組みます. そうすると，課題を理解する時間も含めて，50 分間もあれば余裕で体験できます.

3) 準備

グループ内で 1 人が筆記係となりますので，筆記用具(鉛筆もしくはシャープ

表13　グループの成績表

グループ	A	B	C	D
1回目テーマ：				
2回目テーマ：				
3回目テーマ：				
4回目テーマ：				

ペンシルと消しゴム）を用意します．そのほかに参加者が持参する物は特にありません．

　会場では，参加人数分のテーブルと椅子が必要になります．3〜4人でテーブルを囲みますので（p83の図17），テーブルや椅子が床に固定されている階段教室では体験できません．

　また，時間を測定するために，タイマーがあると便利でしょう．

4）進め方

①3〜4人で1グループとなり，テーブルを囲んで着席します．複数のグループができた場合には，グループA，B，C……を決めておきます．

②グループ内で筆記係を1人決めます．筆記係は筆記用具とアイデア・ノート（p142）を準備して，これからメンバーが出すアイデアを箇条書きで書き込んでいきます．

③メンバー全員が「患者満足を高める方法」というテーマ*で，お互いにアイデアを出し合います．アイデアの質ではなく，量で勝負します．よいアイデアではなく，1つでも多くのアイデアを出すように，努力してください．

④3分が経過したところで，出されたアイデアを筆記係は数えて，グループの成績表（表13）に記入します．

⑤1回目の体験をまずは1人で振り返って，「多くのアイデアを出すために心がけること」を思いつく限り，気づきノート（p143）に箇条書きします．

⑥3分間が経過したところで，先ほどの3〜4人一組となり，5分間ほどで互

＊［テーマの例］

　患者満足を高める方法，患者が集まる病院（施設）の条件，スタッフが元気に働くための条件，整理整頓するための方法，友達をたくさん作る方法，全員が国家試験に合格するための方法，読まない本の活用法，ペットボトルの再利用法，etc

いの気づきを発表しましょう．自分が気づかなかったことで，ほかの人が
気づいたことは，各自が「気づきノート」に書き加えていきます．

⑦たくさんの気づきが得られたところで，各自が取捨選択をして，アンダーラ
インを引きながら「よし，次はこれでやろう」と自己決定してください．自己
決定したことは，グループのメンバーに報告してください．

⑧報告が終わったところで，自己決定したことをいかしながら，別のテーマで
②〜④を繰り返し，アイデアの数を増やすように努力しましょう．

アイデアノート

テーマ：＿＿＿＿＿＿＿＿＿＿＿　メンバー：＿＿＿＿＿＿＿＿＿＿＿＿＿＿

アイデア数：＿＿＿＿＿＿＿

気づきノート

　ブレーンストーミングの体験を振り返り，「多くのアイデアを出すために心がけること」を思いつく限り，箇条書きしてください．

5) 補足

　頭にひらめくアイデアのことをブレーンストーム（brainstorm）といい，アイデアを自由に出し合うブレーンストーミングは，職場の企画会議などで，たびたび取り入れられています．はじめから名案を出そうとしても難しいので，まずは数多くのアイデアを自由に出し合い，その中から1つでも使えるものを見つけようとするのです．

　誰かがCPで批判的に接すると，ほかの人はACを出して遠慮がちになり，アイデアもひらめかなくなります．また，互いがAを出して考え込んでしまっても，多くのアイデアは出てこないのです．アイデアが数多くひらめくためには，FCの自由で創造的な側面が必要です．そして，互いのFCを引き出すためには，互いがNPで受容的に接しなければならないのです．

　「多くのアイデアを出すために心がけること」として，たとえば次のようなことがあげられます．

　1. 批判したり，苦笑したりしない．
　2. すべてのアイデアを「なるほど」「いいね」と受け入れる．
　3. 批判されたり笑われることを恐れて，遠慮しない．
　4. 名案を出そうとして，考え込まない．
　5. リラックスする．
　6. 現実にとらわれず，現実から離れる．
　7. すでに出たアイデアをアレンジする．

フォロワーから見た自分を学ぶ
性格フィードバック

1) ねらい

　場面対応モデルに基づく一連のトレーニングの始めに，自分のエゴグラムを作成します．ところが，Questions 4「あなたのエゴグラムは？」(p53)のように，自分自身で記入するエゴグラム・テストの結果は，どちらかと言えば「自分から見た自分」であり，「周りから見た自分」は別の結果になることもめずらしくありません．

　自分では各場面にふさわしい心を前面に出しているつもりでも，そのようにフォロワーが見ていなければ，必要な関係を結ぶことは難しくなります．フォロワーから見ても，各場面にふさわしい心が出ているときに，効果的なリーダーシップを発揮できるのです．

　フォロワーから見た自分を知ることは，リーダーシップの修正を可能にして，自分がリーダーとして成長するきっかけとなります．Questions 5「フォロワーから見たあなた(リーダー)のエゴグラムは？」(p60)への記入をフォロワーに依頼して，その結果を自分自身で集計すれば，フォロワーから見た自分を知ることができます．

　また，ここに紹介する性格フィードバックを体験すれば，トレーニングの参加者から見た自分を知ることができます．一連のトレーニングの最後に体験すれば，自分自身に不足する心を知ることができ，その心が必要な場面での自分の行動を改善することにつながるのです．

2) 人数・時間

　1人の作業カードにほかの10人の参加者が記入しますので，少なくとも11人は必要になります．11人以上であれば何人でも同時に体験できますが，互いに表情を確認できる人数が望まれます．そのために，参加者が約30名を超えた場合には，11名以上のグループを複数作ることになります．

　作業の手順を理解したうえで，作業カードを参加者間で回しながら，各自が10名分のカードに記入します．そのために必要な時間は約30分間であり，さらに20分ほどの振り返りを行いますので，少なくとも50分は必要になります．

氏名：＿＿＿＿＿＿＿＿＿　日付：　　　年　　　月　　　日

　氏名の欄に署名してある人の性格を，どのように思いますか。CP，NP，A，FC，AC の各心について，「強い」と思ったら２マスに，「普通」と思ったら１マスに左端から斜線を引き，「弱い」と思ったら何も引かないでください。

　前の人に続けて斜線を引く際には，間を空けたり重ねたりせずに，左から詰めて引きます。

[２人目の記入例]　強い ////////　普通 ////　弱い

	5	10	15	20
CP（批判的な親心）				
NP（養育的な親心）				
A（理性的大人心）				
FC（自由な子ども心）				
AC（従順な子ども心）				

［CP の特徴］	理想，良心，正義感，責任感，厳しい，批判的，干渉的
［NP の特徴］	養育的，保護的，受容的，優しい，甘やかし，お節介
［A の特徴］	理性的，客観的，現実的，分析的，冷静，理屈っぽい，冷淡
［FC の特徴］	自由奔放，元気，陽気，創造的，衝動的，わがまま
［AC の特徴］	我慢強い，素直，従順，人見知り，消極的，依存的

図 37　作業カード

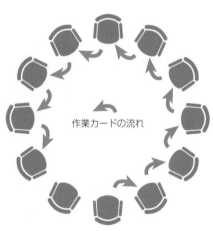

作業カードの流れ

図 38　椅子で丸く囲んだスペース

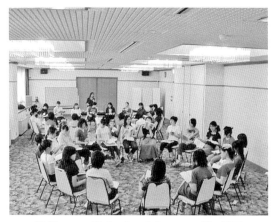

性格フィードバック・トレーニングの様子

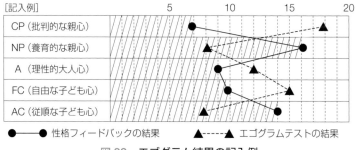

図 39　エゴグラム結果の記入例

3）準備

　1人1枚の作業カード（図 37）を用意します．作業カードに記入するために，参加者は筆記用具（鉛筆もしくはシャープペンシルと消しゴム）を持参します．

　会場には参加人数分の椅子が必要です．テーブルを片づけて，できるだけ大きなスペースを作ります．そして，11〜30名で1グループとなり，互いの表情を確認できるように，まん丸の円を描いて座ります（図 38）．

4）進め方

　①作業カード（図 37）の氏名の欄に自分の名前を書き，日付を記入します．

　②カードを全員が右隣の人に渡して，日ごろの自分の5つの心（CP, NP, A,

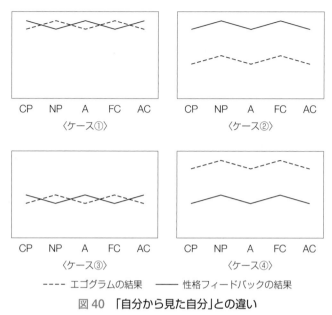

---- エゴグラムの結果　　—— 性格フィードバックの結果

図40　「自分から見た自分」との違い

FC, AC)を，右隣の人に評価してもらいます．各心について，強いと思った
ら左端から2マスに，普通と思ったら1マスに斜線を引いてもらいます．弱
いと思ったらそのままで，何も引いてもらいません．

③評価を終えたら，また全員が目の前のカードを右隣の人に渡して，②と同じ
要領で自分の5つの心を，右から数えて2人目の人に評価してもらいます
（図39参照）．間を空けたり重ねたりせず，前の人が斜線を引いたマスの右
隣りから，斜線を引いてもらいます．

④合計10名の人に評価してもらうまで，③を繰り返します．

⑤最後の10人目の人が評価を終えたところで，自分のカードを受け取ります．

⑥自分でつけたエゴグラムテストの結果(p55)を，図39のようにカードに書
き写して，気づきノート(p149)に取り組みます．

気づきノート

〈自分と周りの認識の違い〉

〈その違いから生じる問題〉

〈今後，どうすればよいのか〉

気づきノート 記入例

〈自分と周りの認識の違い〉

10 名の人からフィードバックを受けた.

エゴグラムテストの結果では，NP よりも CP のほうが強く，AC よりも FC のほうが強かった．しかし，性格フィードバックの結果は，それとは全く逆だった.

〈その違いから生じる問題〉

自分では厳しくて，同時に自由奔放なつもりだったが，周りからは優しくて従順な人間だと思われているようだ．確かに，厳しいことを言っても，うまく伝わらないことがある．また，周りの人は外見から，素直な人間だと思い込み，私にかかわろうとする．しかし，私は相手の期待に応えられず，むしろ反発してしまうことがよくある.

〈今後，どうすればよいのか〉

5) 補足

　自分と周りの双方が強いと認識している心は，問題がないでしょう（図40のケース①）．あとは必要に応じてうまく出し入れさえすれば，その心が必要な場面で，有効に対応できるのです．

　また，自分では弱いと認識しているのに，周りには強いと認識されている心も，問題はないでしょう（図40のケース②）．自分の認識とは逆に，その心は周りへ十分に伝わっています．

　問題なのは，自分と周りの双方が弱いと認識している心です（図40のケース③）．その心を日ごろから強めるように努力しなければならず，それが必要な場面では特に強く前面に出すように，心がける必要があるのです．あるいは，その心が強い別の人に，それが必要な場面において，自分に代わって役割を担ってもらうという対処法もあります．

　また，自分では強いと認識しているのに，周りには弱いと認識されている心も問題です（図40のケース④）．その心は，自分が思っているほど，周りには伝わっていません．したがって，その心が必要な場面では，もっとうまく表に出すように努力する必要があります．

　参加者同士が顔見知りの場合には，性格フィードバックを一連のトレーニングの最初に体験することで，日ごろの周りから見た自分がわかります．そして，どの場面のトレーニングが自分にとって特に大切なのかを，事前に知ることができるのです．また，参加者同士が初対面の場合には，性格フィードバックを最初に体験することで，周りに与えている自分の第一印象がわかります．ただし，初対面の場合には，参加者が作業カードへの記入に躊躇しがちです．もしも参加者の心理的抵抗が強いようであれば，やはり「ねらい」のところで述べたように，一連のトレーニングの最後に体験するほうがよいでしょう．

文献 ＊アルファベット順

- Albrecht, K.(1988)，鳥居直隆監訳(1990)：逆さまのピラミッド　アメリカ流サービス革命とは何か，日本能率協会マネジメントセンター.
- Berne, E.(1964)．南博訳(1967)：人生ゲーム入門──人間関係の心理学，河出書房新社.
- Blake, R. R. & Mouton, J. S.(1964)：The managerial grid. Gulf Publishing.
- Boyatzis, R. E.(2008)：Competencies in the 21st century, Journal of Management Development, Volume 27. Issue 1
- Boyatzis, R. E.(2008). Leadership development from a complexity perspective. Consulting Psychology Journal：Practice and Research, 60(4), 298-313.
- Drucker P. F.(1954)：上田惇生訳(2006)：ドラッカー名著集 2 現代の経営　上，ダイヤモンド社.
- Drucker P. F.(1974)：上田惇生訳(2001)：マネジメント　基本と原則，ダイヤモンド社.
- Dusay, J. M.(1977)，池見酉次郎監修・新里里春訳(2020)：エゴグラム──ひと目で分かる性格の自己診断，創元社.
- Gallwey W. Timothy(1977)：後藤新弥訳(2002)：新インナーゲーム，日刊スポーツ出版社.
- Greenleaf, R. K.(2002)，金井壽宏監訳(2008)：サーバントリーダーシップ，英治出版.
- Hersey, P. & Blanchard, K. H.(1977)，山本成二ほか訳(2000)：入門から応用へ　行動科学の展開【新版】人的資源の活用，日本生産性本部.
- Ivey, A. E.(1974)，福原真知子訳(1985)：マイクロカウンセリング "学ぶ-使う-教える" 技法の統合：その理論と実際，川島書店.
- 岩井浩一・石川中・森田百合子・菊地長徳(1978)：質問紙法エゴグラムの研究，心身医学，18(3)：210-217.
- Lewin, K., Lippitt, R., & White, R. K.(1939)：Pattern of aggressive behavior in experimentally created social climates. Journal of Social Psychology, 19：271-299.
- Lewin, K.,(1943)：Forces behind food habit and methods of change, Bulletin of the National Research Council, 108：35-65.
- Lewin, K.(1947)：Group decision and social change. In T. M. Newcomb & E. Hartley(Eds)：Readings in social psychology. Holt, Rinehart & Winston. pp.459-473.
- Maslow, A. H.(1954)，小口忠彦監訳(1971)：人間性の心理学，産業能率短期大学出版部.
- Mayo, E.(1945)：The social problems of industrial civilization. Harvard Business School.

- McGregor, D.(1960)：The human side of enterprise. McGraw Hill Book Co.
- 三隅二不二(1984)：リーダーシップ行動の科学，有斐閣.
- 三隅二不二(1986)：リーダーシップの科学——指導力の科学的診断法，講談社.
- 三隅二不二(1994)：リーダーシップの行動科学——「働く日本人」の変貌，朝倉書店.
- Moreno, J. L.(1934)：Who shall survive? A new approach to the problem of human interrelations. Nervous and mental disease publishing co.
- Rogers, C. R.(1957)：The necessary and sufficient conditions of therapeutic personality change. Journal of Consulting Psychology, 21：95-103.
- 杉田峰康(1976)：人生ドラマの自己分析——交流分析の実際，創元社.
- 諏訪茂樹(1997)：援助者のためのコミュニケーションと人間関係　第2版，建帛社.
- 諏訪茂樹(2007)：対人援助のためのコーチング——利用者の自己決定とやる気をサポート，中央法規出版.
- 諏訪茂樹(2013)：医療従事者のやる気とやりがい——リーダーシップとマネジメントの視点から，日本保健医療行動科学会雑誌28(2)：2-7.
- 諏訪茂樹(2016)：質の高いサービスを提供するマネジメントと組織のあり方——ドラッカーを超えて，看護管理26(1)：74-79.
- 諏訪茂樹(2012)：コミュニケーション・トレーニング　改訂新版　人と組織を育てる，経団連出版.
- 田島房好(2000)：ビジネスコーチングの理論と実際，三菱総合研究所所報，36：140-159.
- Taylor, F. W.(1911)：The principles of scientific management. Harper & Brothers.
- Whitmore, J.(1996 2nd)，真下圭訳(1995)：潜在能力をひきだすコーチングの技術，日本能率協会マネジメントセンター.
- Whitmore, J.(2002)，清川幸美訳(2003)：はじめのコーチング　本物の「やる気」を引き出すコミュニケーションスキル，ソフトバンククリエイティブ.

索引

アドバイザー・トレーニング記録カード

リーダー役：＿＿＿＿＿＿＿＿＿　　フォロワー役：＿＿＿＿＿＿＿

オブザーバー役：＿＿＿＿＿＿＿　　日　付：＿＿＿年　　月　　日

1	2	3	4	5	6	7	8	9	10	a.助言回数	
11	12	13	14	15	16	17	18	19	20		
21	22	23	24	25	26	27	28	29	30	b.受入回数	
31	32	33	34	35	36	37	38	39	40		
41	42	43	44	45	46	47	48	49	50	c.助言効果＝b/a	

【記入例】　①　②　③　④　⑤　6　7　8　9　10

アドバイザー・トレーニング記録カード

リーダー役：＿＿＿＿＿＿＿＿＿　　フォロワー役：＿＿＿＿＿＿＿

オブザーバー役：＿＿＿＿＿＿＿　　日　付：＿＿＿年　　月　　日

1	2	3	4	5	6	7	8	9	10	a.助言回数	
11	12	13	14	15	16	17	18	19	20		
21	22	23	24	25	26	27	28	29	30	b.受入回数	
31	32	33	34	35	36	37	38	39	40		
41	42	43	44	45	46	47	48	49	50	c.助言効果＝b/a	

【記入例】　①　②　③　④　⑤　6　7　8　9　10

アドバイザー・トレーニング記録カード

リ ー ダ ー 役： _____ フォロワー役： _____

オブザーバー役： _____ 日　付： ____ 年　　月　　日

1　2　3　4　5　6　7　8　9　10	a.助言回数	
11　12　13　14　15　16　17　18　19　20		
21　22　23　24　25　26　27　28　29　30	b.受入回数	
31　32　33　34　35　36　37　38　39　40		
41　42　43　44　45　46　47　48　49　50	c.助言効果＝b/a	

【記入例】　①　②　③　④　⑤　6　7　8　9　10

アドバイザー・トレーニング記録カード

リ ー ダ ー 役： _____ フォロワー役： _____

オブザーバー役： _____ 日　付： ____ 年　　月　　日

1　2　3　4　5　6　7　8　9　10	a.助言回数	
11　12　13　14　15　16　17　18　19　20		
21　22　23　24　25　26　27　28　29　30	b.受入回数	
31　32　33　34　35　36　37　38　39　40		
41　42　43　44　45　46　47　48　49　50	c.助言効果＝b/a	

【記入例】　①　②　③　④　⑤　6　7　8　9　10

Q W E R T Y U I O P

A S D F G H J K L

Z X C V B N M

Q W E R T Y U I O P

A S D F G H J K L

Z X C V B N M

Q W E R T Y U I O P

A S D F G H J K L

Z X C V B N M

Q W E R T Y U I O P

A S D F G H J K L

Z X C V B N M